GESUND LEBEN!

Dipl. oec. troph. Corinna Dürr

Heilwasser

Quelle für Gesundheit und Wohlbefinden

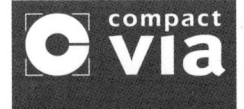

compact via ist ein Imprint der Compact Verlag GmbH

© Compact Verlag GmbH
Baierbrunner Straße 27, 81379 München
Ausgabe 2013

Alle Rechte vorbehalten. Nachdruck, auch auszugsweise, nur mit ausdrücklicher Genehmigung des Verlages gestattet. Alle Angaben wurden sorgfältig recherchiert, eine Garantie bzw. Haftung kann jedoch nicht übernommen werden.

Die Informationen in diesem Buch sind nach bestem Wissen und Gewissen entsprechend dem derzeitigen Stand von Wissenschaft und Forschung erstellt. Aussagen zu Inhalten, Wirkungsweisen und Anwendungsgebieten verschiedener Heilwässer sind als allgemeine, unverbindliche Informationen gedacht. Sie können keinesfalls eine persönliche Beratung, Untersuchung oder Diagnose durch einen Arzt ersetzen. Die Informationen dürfen nicht dazu dienen, eigene Diagnosen zu erstellen oder eigenständig Medikamente, sonstige Gesundheitsprodukte oder Heilungsverfahren zu verändern oder abzusetzen. Bitte stimmen Sie im Zweifelsfall die Anwendung von Heilwässern mit Ihrem behandelnden Arzt ab.

Text: Dipl. oec. troph. Corinna Dürr
Chefredaktion: Dr. Matthias Feldbaum
Redaktion: Anja Fislage
Produktion: Frank Speicher
Abbildungen: siehe Bildnachweis S. 128
Titelabbildung: Deutsche Heilbrunnen im Verband Deutscher Mineralbrunnen e. V.
Gestaltung: h3a GmbH, München
Umschlaggestaltung: h3a GmbH, München

ISBN 978-3-8174-9344-9
381749344/1

www.compactverlag.de

Inhalt

Vorwort	**5**
Heilwasser – eines der ältesten Naturheilmittel	**6**
Eine natürliche Quelle für Gesundheit und Wohlbefinden	8
Kleine Kulturgeschichte des Heilwassertrinkens	10
Entstehung: von der Quelle in die Flasche	17
Spezial: Welche Wasserarten gibt es?	20
Das Wichtigste auf einen Blick	21
Inhaltsstoffe und Wirkungen von Heilwässern	**22**
Funktionen von Wasser im Körper	24
Heilwassertypen	26
Wirksame Inhaltsstoffe	27
Kalzium	27
Magnesium	29
Natrium	31
Fluorid	33
Hydrogenkarbonat	35
Sulfat	36
Kohlensäure	37
Kieselsäure	39
Spezial: Warum Mineralstoffe aus Wässern so gut wirken	41
Das Wichtigste auf einen Blick	42
Anwendungsgebiete von Heilwässern	**44**
Was können Heilwässer?	46
Anwendungen bei Mineralstoffmangel	47
Kalziummangel und Osteoporose	47

Inhalt

Spezial: Ideale Kalziumquelle für Veganer	50
Magnesiummangel	52
Karies und Fluorid	55
Anwendungen Verdauung	**56**
Verdauungsbeschwerden	56
Gallensteine	59
Galle, Leber und Bauchspeicheldrüse	60
Sodbrennen und saurer Magen (Dyspepsie)	62
Anwendungen Nieren und Harnwege	**63**
Blasenentzündung/Harnwegsinfekte	63
Harnsteine	66
Anwendungen Stoffwechsel	**68**
Säure-Basen-Haushalt/Übersäuerung	68
Diabetes mellitus	71
Störung des Harnsäurestoffwechsels (Gicht)	74
Fettstoffwechsel und Cholesterin	75
Allgemeine Anwendungen	**79**
Schwangerschaft und Stillzeit	79
Sport	80
Das Wichtigste auf einen Blick	82
Spezial: So machen Sie eine Heilwasser-Trinkkur zu Hause	87

Praktische Tipps zu Kauf und Anwendung   88

Häufige praktische Fragen zu Heilwässern	90
Spezial: Voraussetzungen für die Zulassung als Heilwasser	93
Informationen auf dem Etikett	94
Wo gibt es Heilwässer in Deutschland?	95
Kurzprofile der Heilwassermarken	102
Spezial: Kontrollen garantieren höchste Qualität	120
Das Wichtigste auf einen Blick	121

Serviceteil   122

Hilfreiche Adressen und Links	123
Sachregister	127

Vorwort

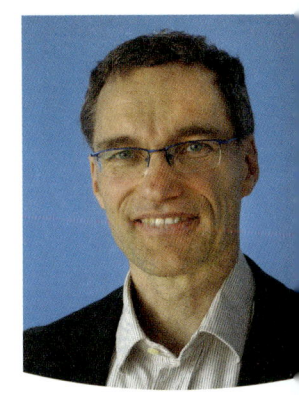

Jeder hat in seinem Leben immer wieder mit kleineren oder größeren gesundheitlichen Beschwerden zu tun – sei es lästiges Sodbrennen, eine Blasenentzündung, Diabetes oder andere Erkrankungen. Heute hält die Pharmaindustrie für fast alle Probleme diverse Tabletten, Säfte und Pulver bereit, und viele davon sind ein wahrer Segen. Schade nur, dass dadurch viel überliefertes Wissen um natürliche Heilmittel in Vergessenheit geriet. Denn nicht immer muss man mit Kanonen auf Spatzen schießen und Chemie bemühen. Einfache und kostengünstige Schätze aus der Natur wirken oft ebenso gut, oder sie können die Behandlung unterstützen und dabei behilflich sein, Medikamente einzusparen.

Dass mit dem Trend zu Gesundheitsvorsorge, Wellness und Natürlichkeit unsere Heilwässer wieder ins Blickfeld rücken, kann ich als naturheilkundlich arbeitender und forschender Arzt nur begrüßen. Seit über 2.000 Jahren kannten und nutzten unsere Vorfahren die Kräfte der heilsamen natürlichen Quellen. Inzwischen können wir Wissenschaftler die meisten Wirkungen sogar beweisen und erklären. Ein Grund mehr, diesem bewährten, aber zeitweise aus der Mode gekommenen Naturheilmittel wieder einen höheren Stellenwert einzuräumen.

So kommt dieses Buch gerade recht. Denn bisher gab es kein für Laien verständliches Werk, das übersichtlich und umfassend zeigt, was Heilwässer sind, woher sie kommen, wie sie wirken und vor allem wozu man sie anwenden kann. In diesem Ratgeber kann jeder erfahren, wie das Trinken von Heilwässern helfen kann, gesundheitliche Beschwerden auf natürlichem Wege zu vermeiden, zu lindern oder zu heilen. Und das ganz unkompliziert, auf sanfte Weise und praktisch ohne Nebenwirkungen.

Dr. med. Johannes Naumann
Leiter der Forschungsgruppe Mineral- und Heilwasser
am Universitätsklinikum Freiburg

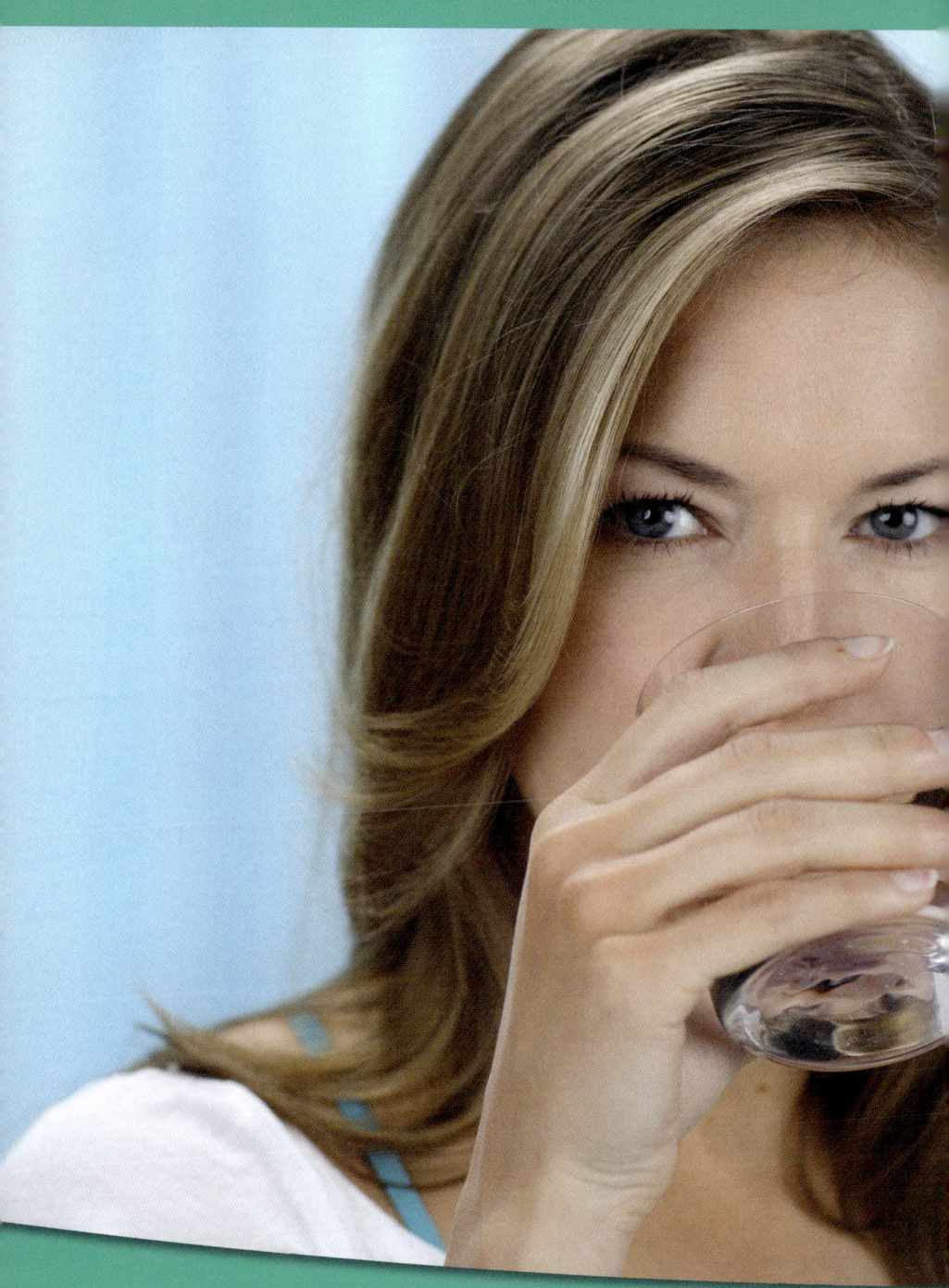

Heilwasser – eines der ältesten Naturheilmittel

Heilwässer sind ein ganz besonderes Geschenk der Natur. In diesem Kapitel erfahren Sie, was diese Wässer so besonders macht, woher Heilwässer kommen und wie die Menschen sie bereits seit Jahrtausenden anwenden.

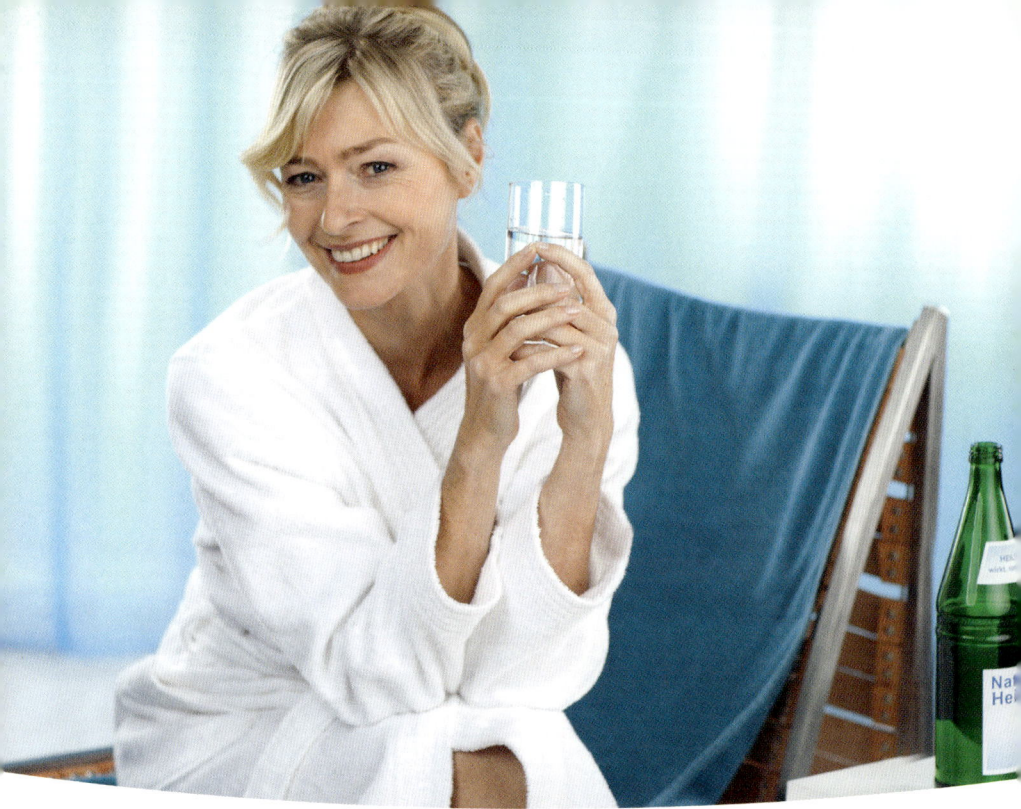

Eine natürliche Quelle für Gesundheit und Wohlbefinden

Heilwässer werden bereits seit der Bronzezeit genutzt, um die Gesundheit zu fördern und Beschwerden zu lindern oder zu heilen. Auch heute passen die heilsamen Wässer perfekt in den Trend unserer Zeit. Immer mehr Menschen wünschen sich natürliche Heilmittel. Zudem erfahren Lebensmittel sowie Getränke mit zusätzlichem Nutzen für die Gesundheit einen Boom. Nicht zuletzt erfreuen sich regionale Produkte und Traditionen wieder großer Wertschätzung. Heilwässer erfüllen all diese Wünsche. Denn sie sprudeln quasi direkt vor unserer Haustür naturrein aus den Tiefen der Erde. Mit ihren vorbeugenden, lindernden und heilenden Wirkungen können Heilwässer als natürliches „Functional Food", also Lebensmittel bzw. Getränke mit Gesundheitsnutzen, gelten. Für ihre Wirksamkeit gibt es sogar Brief und Siegel, denn in Flaschen abgefüllte Heilwässer müssen die gesundheitlichen Wirkungen wissenschaftlich nachweisen und werden offiziell vom Bundesinstitut für Arzneimittel und Medizinprodukte zugelassen.

Wofür kann man Heilwässer anwenden?

Je nach Zusammensetzung bieten Heilwässer äußerst vielfältige Möglichkeiten der Anwendung. Man kann sie für das allgemeine Wohlbefinden täglich trinken und den Körper mit Flüssigkeit und Mineralstoffen versorgen. Zugleich können sie helfen, einem Mineralstoffmangel vorzubeugen oder einen bestehenden Mangel zu beheben. Insbesondere in Zeiten hohen Bedarfs wie bei sportlicher Belastung oder während der Schwangerschaft tragen Heilwässer sehr wirkungsvoll zur Versorgung bei. Mit den passenden Heilwässern kann man eine träge Verdauung in Schwung bringen oder Säureprobleme wie Sodbrennen oder sauren Magen lindern. Auch beim Vorbeugen und Behandeln von Blasenentzündungen und Harnsteinen leisten Heilwässer seit Jahrhunderten gute Dienste.

Die klassischen Anwendungsgebiete sind auf dem Etikett der jeweiligen Heilwasserflasche angegeben. Darüber hinaus sind jedoch breitere Anwendungsmöglichkeiten denkbar, z. B. weil die Zulassung bereits vor vielen Jahren erteilt wurde und der Brunnen bisher keine Erweiterung der Anwendungsgebiete beantragt hat.

Auch aktuelle Studien könnten neue Anwendungsfelder eröffnen. So weisen z. B. viele Studien darauf hin, dass verschiedene Heilwasser-Inhaltsstoffe bei Erkrankungen wie Diabetes mellitus, Herz-Kreislauf-Problemen und Störungen des Fettstoffwechsels oder Harnsäurestoffwechsels die Vorbeugung und Behandlung unterstützen können. Das Kapitel „Anwendungsgebiete von Heilwässern" (s. ab S. 44) beschreibt detailliert, wie Heilwässer angewendet werden und gibt praktische Tipps. Eine Übersicht der Anwendungsgebiete finden Sie ab S. 82.

> ■ INFO
>
> ## WAS HEILWASSER SO BESONDERS MACHT
>
> - eines der ältesten Naturheilmittel
> - naturrein aus tiefen Quellen
> - reich an Mineralstoffen und Spurenelementen
> - mit wissenschaftlich nachgewiesenen Wirkungen
> - für das tägliche Wohlbefinden, zur Linderung oder Heilung
> - amtlich zugelassen

Heilwasser – eines der ältesten Naturheilmittel

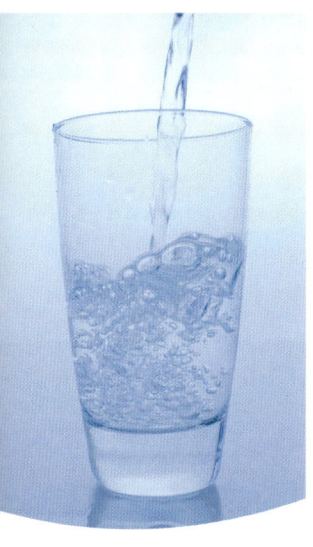

Wie entstehen Heilwässer?

Die gesundheitlichen Wirkungen der Heilwässer beruhen auf den im Wasser gelösten Inhaltsstoffen. Dabei handelt es sich um Mineralstoffe, Spurenelemente und weitere Wirkstoffe. Welche Stoffe dies sind und wie sie wirken, erfahren Sie im Kapitel „Inhaltsstoffe und Wirkungen von Heilwässern" (s. S. 22 ff.). Doch wie kommen diese Wirkstoffe ins Wasser? Das Wasser nimmt sie auf seinem teils Jahrhunderte dauernden Weg durch tiefes Gestein auf natürliche Weise auf. Heilwässer müssen naturrein abgefüllt werden, und es darf nichts zugesetzt werden außer Kohlensäure. Wie Heilwässer entstehen, unter welchen Bedingungen sie abgefüllt und zugelassen werden, lesen Sie unter „Entstehung" (s. S. 17 ff.).

Welche Heilwässer gibt es, und wo kauft man sie?

Jedes Heilwasser besitzt eine ganz einzigartige Zusammensetzung. Welche natürlichen Inhaltsstoffe die verschiedenen Heilwässer besitzen und für welche Anwendungsgebiete sie sich eignen, zeigt die große Übersicht aller in Flaschen abgefüllt erhältlichen Heilwässer im Kapitel „Praktische Tipps zu Kauf und Anwendung" unter „Kurzprofile der Heilwassermarken" (s. S. 102 ff.). In diesem Kapitel erfahren Sie auch, wo man Heilwässer kaufen kann und welche Informationen auf dem Etikett einer Heilwasserflasche zu finden sind. Nicht zuletzt bekommen Sie hier praktische Tipps und Service-Informationen.

Kleine Kulturgeschichte des Heilwassertrinkens

Trinkkuren: eine Wohltat früher und heute

Schon vor Urzeiten erkannten die Menschen, dass die Wässer mancher Quellen die Gesundheit fördern. Das zeigt beispielsweise eine der ältesten

Brunneneinfassungen in Europa: Die Einfassung der Mauritius-Quelle im schweizerischen St. Moritz entstand bereits in der mittleren Bronzezeit um 1.500 v. Chr. Aus ihr wurde über 3.000 Jahre lang heilsames Wasser geschöpft.

Die Menschen lernten damals aus Beobachtungen und langjährigen Erfahrungen, welche Wässer bei Krankheiten und Beschwerden halfen. Warum die Quellwässer wirkten und welche Inhaltsstoffe sie enthielten, war noch nicht bekannt. Man schrieb die Wirkung Göttern und Geistern zu. Dies bezeugen auch Opfer- und Dankesgaben, die nicht nur in St. Moritz, sondern ebenfalls an Quellen im deutschen Bad Pyrmont, im böhmischen Dux oder im französischen Vichy gefunden wurden.

Heilwasser-Therapien in der griechischen Antike

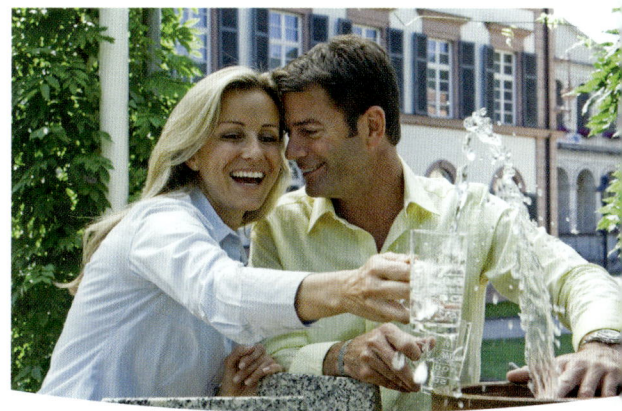

Bäder und Kuren an mineralstoffhaltigen Quellen genossen die Griechen bereits um 500 v. Chr. Sie verehrten ihre Quellen und widmeten viele davon bezeichnenderweise Äskulap, dem Gott der Heilkunst. Zu den Äskulap-Heiligtümern zählten auch die Thermen von Kos. Die heilsamen Quellen auf der Insel Kos bildeten in der Antike ein Therapiezentrum mit angeschlossener Ärzteschule, an der auch der berühmte griechische Arzt Hippokrates (ca. 460–370 v. Chr.) lehrte. Die griechischen Ärzte vertraten eine ganzheitliche Auffassung von der Heilkunde. So empfahl Hippokrates heilende Bäder vor allem in Verbindung mit Entspannung, therapeutischen Gesprächen und Gymnastik.

Römer genießen Luxus-Bäder

Erst die Römer entwickelten das Baden und das Trinken von Heilwässern zu einer ausgefeilten und oft glamourösen Kultur. Prunkvolle Thermen für teilweise mehrere 1.000 Besucher wurden errichtet, in denen man es sich gut gehen ließ und je nach Beschaffenheit des Wassers mancherlei Be-

Heilwasser – eines der ältesten Naturheilmittel

schwerden linderte. Plinius der Ältere (23–79 n. Chr.), römischer Schriftsteller und Naturforscher, wusste bereits von verschiedenen Wasserarten und ihren Heilwirkungen zu berichten. Römische Ärzte verordneten auch Trinkkuren mit heilenden Wässern. Diese sollten die Patienten damals nach dem Motto „Viel hilft viel" in großen Mengen zu sich nehmen.

Berühmte römische Badeorte
In über 100 Badeorten schwelgte die feine römische Gesellschaft im Luxus. Eine besonders prachtvolle und weithin bekannte Anlage war die Therme in Baiae am Golf von Neapel, die sich bei der wohlhabenden Gesellschaft größter Beliebtheit erfreute. Doch römische Bäder befanden sich keineswegs nur im heutigen Italien. Die deutschen Städte Wiesbaden, Bad Ems und Aachen zählten damals zu den berühmtesten römischen Badeorten nördlich der Alpen. Die Thermen in Wiesbaden galten als eine der ältesten Anlagen, Badenweiler als eine der größten. Auch in Baden-Badener Heilquellen wurde zu römischer Zeit schon ausgiebig gebadet und gekurt.

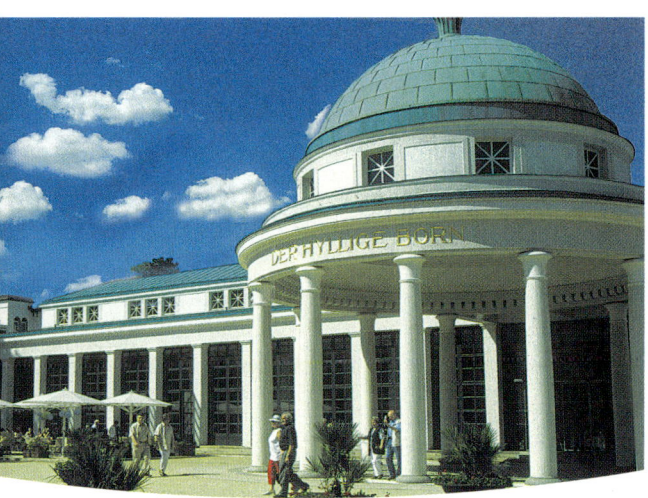

Einfache Badefreuden im Mittelalter
Mit dem Untergang des Römischen Reiches geriet die Kultur der Bade- und Trinkkuren zunächst in Vergessenheit. Viele Brunnen wurden nur noch lokal genutzt oder verfielen sogar. Auch die großartigen Badeanlagen gehörten der Vergangenheit an. Im Mittelalter wurden in größeren Dörfern und Städten sowie auf Burgen und in Klöstern Badestuben eingerichtet. Sie dienten jedoch vorwiegend der Körperpflege und dem teilweise nicht ganz züchtigen Vergnügen. Die einfache Anlage und Ausstattung der mittelalterlichen Badestuben ließ den Luxus und das Ambiente der römischen Anlagen gänzlich vermissen. Zugleich traten die Heilwirkungen in dieser Zeit eher in den Hintergrund.

Gesellig baden und kuren in der Renaissance

Erst in der Renaissance (15./16. Jh.) gelangte das Badewesen zu neuer Blüte. Das wohlhabende Bürgertum und der Klerus reisten regelmäßig in die wieder auflebenden Kurorte, wo sie gern üppigen Gelagen, Gesang und Geselligkeit frönten. Mit der Zeit rückten auch die Heilwirkungen wieder ins Blickfeld. In Deutschland erschienen erste „Badebüchlein", die sich mit den Anwendungen der Wässer und ihren Wirkungen auf die Gesundheit befassten. Doch der 30-jährige Krieg mit seinen Zerstörungen, Seuchen und der folgenden Verarmung setzte dem Interesse an vergnüglichen Badereisen und heilsamen Quellen vorerst ein Ende.

Trinkkuren beliebt bei Fürsten, Dichtern und Denkern

Ihre nächste Blütezeit erlebten die Badeorte im 19. und beginnenden 20. Jahrhundert. Rund um die heilsamen Bäder siedelten sich immer mehr spezialisierte Kurärzte an, die sich auf Heilquellen und ihre Anwendung verstanden. So entwickelte sich im Zeitalter der Aufklärung die wissenschaftliche Bäderkunde, Balneologie genannt. Das Wissen um die Heilkraft der Wässer verbreitete sich in der Gesellschaft und lockte zahlreiche Kurgäste an. Auch viele Fürsten, Dichter und Denker ließen sich in mondäner Umgebung heilen und verwöhnen. Unter anderem wussten Goethe, Schiller, Chopin und Fürst Bismarck die Vorzüge von Trink- und Badekuren sehr zu schätzen.

INFO
WANDELHALLEN ZUM UMHERGEHEN

Lange Zeit waren Kurärzte der Meinung, es sei erforderlich, beim Heilwasser-Trinken umherzugehen. Nur so könnten die Inhaltsstoffe der Wässer richtig wirken. Für die Wirkung eines Heilwassers ist es zwar nicht nötig, auf und ab zu gehen, doch die Bewegung hat das Wohlbefinden der Kurgäste sicher zusätzlich gefördert. Und uns hat sie zahlreiche wunderschöne Wandelhallen in den Badeorten beschert.

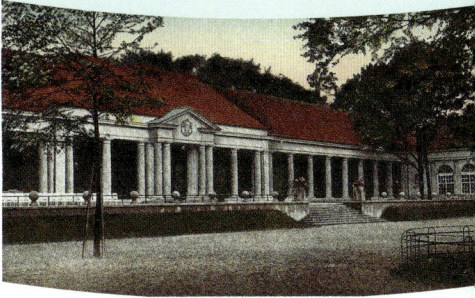

„Es gibt kein Heilmittel, das sicherer heilt als Wasser."
Pfarrer Sebastian Kneipp (1821–1897), bayrischer Priester und Hydrotherapeut

Versand: Wie das Heilwasser zu den Menschen kam

Heilsame Quellen wurden zunächst vor allem von der Bevölkerung vor Ort genutzt. Sprach sich die Wirkung herum, reisten Kranke von weit her an. Das war aufwendig und beschwerlich. Zudem lagen manche Quellen an ab-

Heilwasser – eines der ältesten Naturheilmittel

INFO

MEHR ALS 20 BECHER HEILWASSER TÄGLICH

Etwas befremdlich erscheinen manche Anweisungen für Trinkkuren aus den Zeiten Goethes und Schillers. Da wurde beispielsweise empfohlen, schon morgens auf nüchternen Magen 20 bis 30 Becher Heilwasser zu trinken. Das käme heute wohl niemandem mehr in den Sinn. Üblich sind heutzutage ein bis zwei Liter Heilwasser am Tag.

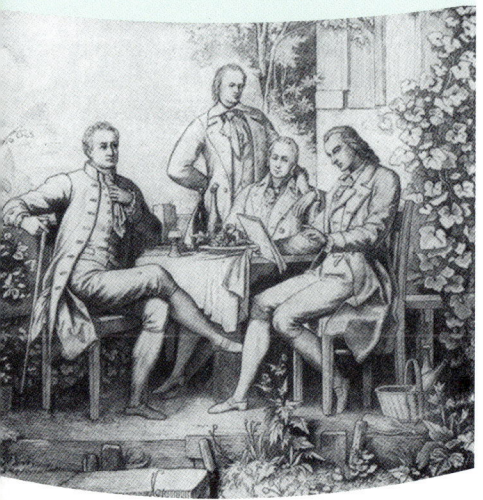

gelegenen Stellen, oder die Orte boten kaum Komfort. So begannen Kaiser und Fürsten schon früh, sich Heilwässer bringen zu lassen. Boten, Läuferstafetten und Pferdefuhrwerke transportierten die kostbare Fracht teilweise sogar ins Ausland. Das konnten sich damals allerdings nur begüterte Heilwasser-Konsumenten leisten.

Transport in Tonkrügen

Zunächst vertraten einige Ärzte die Ansicht, dass Heilwässer nur frisch von der Quelle getrunken ihre volle Wirkung entfalten. Doch dann fand man heraus, dass die Wasserqualität abhängig war von der sauberen Abfüllung, der Güte der Gefäße, der Dichtigkeit der Verschlüsse und der Sorgfalt beim Transport. Abgefüllt wurden die Wässer zunächst vor allem in Tonkrüge. Als Verschluss dienten Tierblasen oder Korkstopfen, die man mit Wachs oder Pech abdichtete. Zusätzlich wurde der Verschluss mit dünnem Leder umwickelt und fest mit Bindfaden zugebunden. Darüber hinaus wurde empfohlen, die Krüge im Sommer nur nachts zu transportieren und sie durch feuchte Lappen zu kühlen.

Abfüllung in Flaschen

Gegen Ende des 17. Jahrhunderts begannen einige Brunnen, ihre Wässer in Glasflaschen abzufüllen. Zunächst war diese Option insbesondere den Standorten vorbehalten, in deren Nähe Glasflaschen produziert wurden. Erst um 1900 setzte mit der Industrialisierung die Massenproduktion von Glasflaschen ein, und diese lösten vielfach die Tonkrüge ab. Für die Abfüllung von Heilwässern wurden insbesondere dunkle Glasflaschen verwendet, die das kostbare Nass vor Lichteinfall schützen sollten. Geflechte aus Binsen oder Korb dienten dazu, Stoß und Bruch während des Transports zu vermeiden.

Zertifikate und Siegel garantieren Qualität

Die Abfüllung und der Handel mit heilsamen Wässern zog auch Betrüger an, die unsauber abfüllten oder nur vorgaben, das verkaufte Wasser stamme aus einer besonderen Quelle. So sahen sich viele Brunnenstandorte gezwungen, Zertifikate und Siegel einzuführen, die den Käufern die Qualität und Echtheit des Heilwassers bestätigten. Dafür erhielten die Tonkrüge eingeprägte Siegel oder wurden mit Markenzeichen wie z. B. einem blauen P für den Bad Pyrmonter Sauerbrunnen versehen. Oder man versiegelte die Verschlüsse mit Wachs, dem ein spezielles Zeichen aufgeprägt wurde.

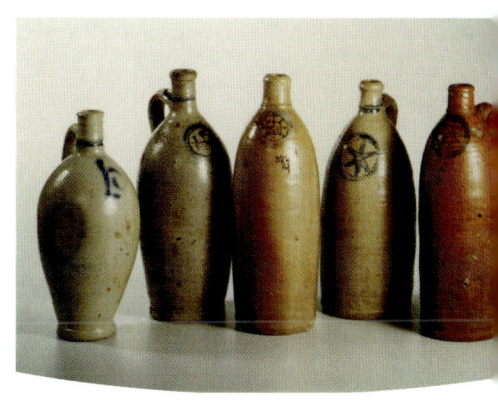

Von der Erfahrungsheilkunde zur Wissenschaft

Über Jahrtausende begnügten sich die Menschen damit, die heilsamen Wirkungen spezieller Quellen zu nutzen, ohne zu ergründen, wodurch sie hervorgerufen wurden. Mit der Erfindung des Buchdrucks in der Mitte des 15. Jahrhunderts begann man, Erfahrungen mit Quellen und der Anwendung ihrer Wässer zusammenzutragen und zu verbreiten. Die erste deutsche Bäderschrift verfasste Hans Folz (ca. 1450–1515), Nürnberger Meistersinger, Barbier und Laienarzt. Das medizinische „Bäderpüchlein" des vielseitigen Autors erschien 1480 im Eigenverlag.

Erste wissenschaftliche Ansätze

Einer der ersten, der Erklärungen für die Wirkungen von Heilwässern suchte, war der Schweizer Arzt Paracelsus (1493–1541). Er schrieb seine naturphilosophischen Theorien in einem Badebüchlein nieder. Erste wissenschaftliche Ansätze lässt der 1584 veröffentlichte „Neue Wasserschatz" erkennen. Dieses umfangreiche deutschsprachige Werk des Arztes Jakob Theodor, genannt

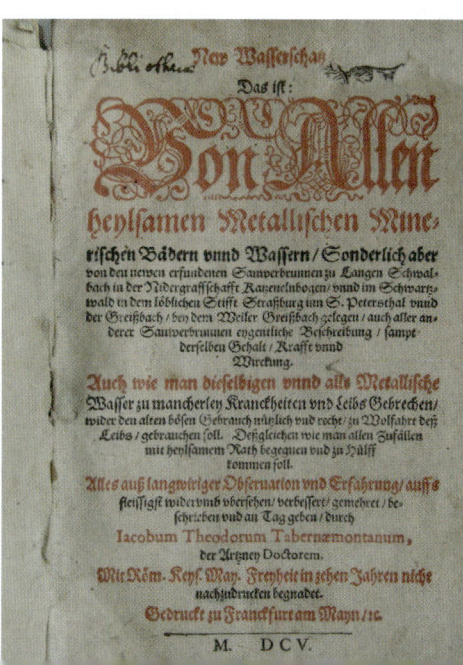

Heilwasser – eines der ältesten Naturheilmittel

> „Es wirkt so gelinde in den Körper, dass man es Alten und Jungen kann brauchen, und sogar statt des ordentlichen Getränkes nehmen lassen."
> Johann Daniel Horst (1616–1685), leitender Stadtarzt in Frankfurt und Professor in Gießen

Tabernaemontanus (1522–1590), verzeichnet ellenlange Listen von „Zipperlein", gegen die Heilwässer helfen sollen. Im 17. und 18. Jahrhundert waren kaum Fortschritte in der medizinischen Entwicklung zu verzeichnen. Dementsprechend erschienen nur wenige Badeschriften. 1815 legte der deutsche Arzt Christoph Wilhelm Hufeland (1762–1836) mit dem Buch „Praktische Übersicht der vorzüglichsten Heilquellen Teutschlands nach eigenen Erfahrungen" erstmals wieder ein umfangreiches Werk über heilsame Quellen und ihre medizinische Bedeutung vor. Alle diese Bücher zeigen, wie viel Erfahrung man in der Anwendung von Heilwässern über die Jahrhunderte gewonnen hatte. Neben mancherlei zugeschriebenen Zauberkräften finden sich darin etliche nachvollziehbare Wirkungen, die heute wissenschaftlich begründet werden können.

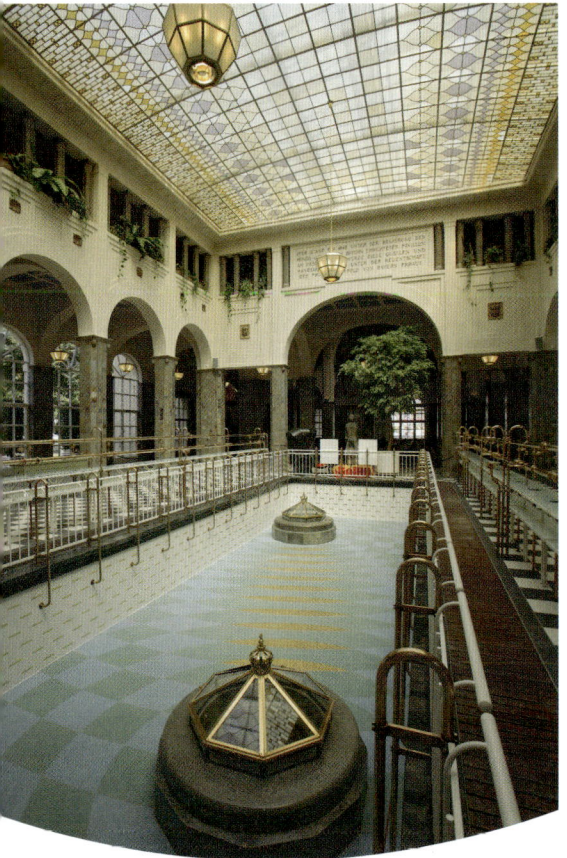

Nachweislich wirksame Therapie

Erst im 19. Jahrhundert begann man, die Quellen systematisch auf ihre Inhaltsstoffe zu untersuchen. In dieser Zeit entstand auch die Wissenschaft der Balneologie, also die Lehre der gesundheitlichen Anwendung von Wässern. Zugleich wurden zahlreiche Monografien über Badeorte und ihre Quellen veröffentlicht. 1907 erschien das erste Deutsche Bäderbuch mit einer umfangreichen Übersicht der Quellen und ihrer Inhaltsstoffe, das 2009 nach gut 100 Jahren in derselben Struktur, aber vollständig aktualisiert neu aufgelegt wurde. Über die Jahre wurden die Heilwässer vollständig analysiert und ihre Wirkungen wissenschaftlich nachgewiesen. Dies ist auch die Voraussetzung für ihre Anerkennung als Heilwasser. So werden Trinkkuren bis heute als natürliche, medizinisch wirksame Therapien geschätzt.

Entstehung: von der Quelle in die Flasche

Heilwässer sind zu 100 Prozent natürlichen Ursprungs und werden unverfälscht abgefüllt. Doch wo kommen sie eigentlich her?

Heilwässer stammen aus geschützten unterirdischen Wasservorkommen, die oft mehrere 100 Meter tief unter der Oberfläche liegen. Sie entstehen aus Regenwasser, das meist schon vor sehr langer Zeit in den Boden eingesickert ist. Dort sucht es sich seinen Weg durch verschiedene Gesteinsschichten und dringt über Jahrzehnte oder sogar Jahrhunderte bis in tiefe Erdschichten vor. Auf seiner Wanderung durch das Gestein wird das Wasser gefiltert und gereinigt. Gleichzeitig reichert es sich mit Mineralstoffen und Spurenelementen an.

■ INFO

PLINIUS: „TALES SUNT AQUAE, QUALIS TERRA PER QUAM FLUUNT."

„Die Wässer sind genauso beschaffen wie der Untergrund, durch den sie fließen."
Dies erkannte bereits der römische Naturforscher Plinius der Ältere (23–79 n. Chr.).

Jedes Wasser ist einzigartig

Wie viele und welche Stoffe das Wasser aufnimmt, hängt davon ab, durch welches Gestein es fließt und wie lange es dort verweilt. Auch die Temperatur, der Druck und die Menge an Kohlensäure spielen eine wichtige Rolle. Kohlensäure steigert das Lösungsvermögen des Wassers und sorgt für besonders mineralstoffreiche Wässer. Aufgrund der vielfältigen Einflüsse entstehen ganz unterschiedliche Heilwässer mit jeweils einzigartiger Zusammensetzung und entsprechend spezifischen gesundheitlichen Wirkungen.

Heilsames aus Deutschland

Deutschland ist eines der wasserreichsten Länder. Hier sprudeln unzählige Quellen von höchster Qualität aus den Tiefen der Erde. Welche Heilwassertypen in einer bestimmten Region vorkommen, hängt davon ab, welche Gesteine sich dort im Untergrund befinden. Vor allem der mittlere Westen

Heilwasser – eines der ältesten Naturheilmittel

und der Süden Deutschlands sind reich an Heilquellen. In der norddeutschen Tiefebene gibt es aufgrund der geologischen Gegebenheiten zwar Mineralwässer, aber kaum Heilwässer. (Dazu mehr auf S. 95 ff.)

- Wasser aus **kalkreichen Gesteinen** wie beispielsweise im Taunus oder auf der Schwäbischen Alb ist reich an Hydrogenkarbonat und Kalzium. Kalkgesteine bzw. Spat-Einlagerungen liefern häufig auch Fluorid.
- Eng verwandt mit Kalkstein ist **Dolomit**. Aus Dolomitgestein gelangt neben Kalzium und Hydrogenkarbonat auch Magnesium in das Wasser. In der Eifel z. B. kommt Dolomit häufig vor.
- Gesteine, die viel **Gips** enthalten, bewirken eine Anreicherung des Wassers mit Sulfat. Man findet sie beispielsweise im Weserbergland und in Nordwürttemberg.
- Fließt das Wasser an unterirdischen **Salzablagerungen** der Urmeere entlang, wird es mit Chlorid und Natrium angereichert. Solche Wässer gibt es vor allem im Norden und Osten Deutschlands.
- In **Gebieten vulkanischen Ursprungs** wie im Neckartal oder in der Eifel findet man natürliche Kohlensäurequellen.
- Die verschiedenen Gesteine geben zudem weitere Mineralstoffe, Spurenelemente und Wirkstoffe ins Wasser ab, wie z. B. Kieselsäure, Jod oder Zink.

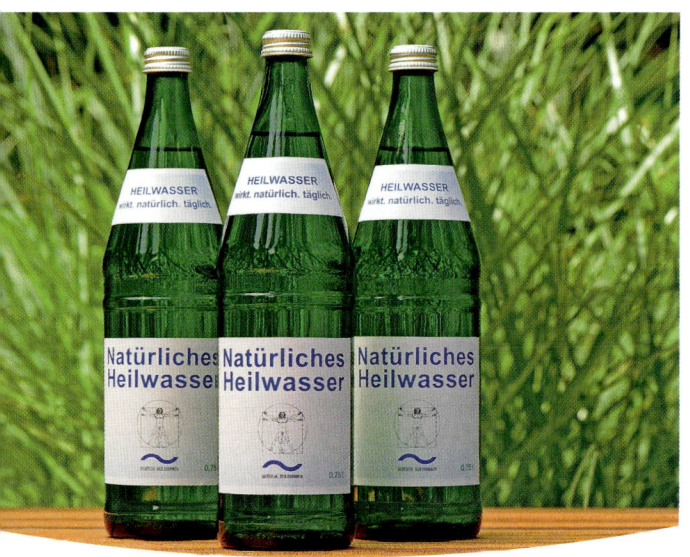

Unverfälscht und ohne Zusätze

Die aus der Tiefe kommenden Heilwässer werden rein und unverfälscht abgefüllt. Dabei sind nur minimale Veränderungen erlaubt. Dem Wasser darf das Spurenelement Eisen entzogen werden. Auch Kohlensäure kann entzogen oder zugesetzt werden. Einem Heilwasser dürfen keinesfalls

Mineralstoffe, Spurenelemente oder andere Substanzen hinzugefügt werden. Es handelt sich also um ein absolut natürliches Heilmittel.

Zugelassen als natürliches Arzneimittel

Heilwässer, die in Flaschen abgefüllt werden, benötigen als einzige Wasserart eine amtliche Zulassung. Sie müssen die strengen Vorschriften des Arzneimittelgesetzes erfüllen. Um als Arzneimittel zugelassen zu werden, müssen ihre vorbeugenden, lindernden und heilenden Wirkungen wissenschaftlich nachgewiesen sein. Auch an die Qualität werden besondere Anforderungen gestellt. Für Heilbrunnen ist ein Qualitätsmanagement nach dem höchsten Standard der international geltenden „Guten Herstellungspraxis für Arzneimittel" vorgeschrieben. Weitere Informationen zur Zulassung vermittelt die Spezialseite „Zulassung als Heilwasser" (s. S. 93).

Kompetente Kontrollen sichern höchste Qualität

Um die hohen Ansprüche zu erfüllen, wird ein Heilwasser vor, während und nach der Abfüllung laufend kontrolliert. Der Gehalt an Inhaltsstoffen wird durch regelmäßige Analysen überprüft. Auch die mikrobiologische, chemische, physikalische und geschmackliche Qualität unterliegt ständigen Kontrollen. Um die Abläufe kompetent zu überwachen, muss eine besonders ausgebildete Person, in der Regel ein Arzt oder Apotheker, sicherstellen, dass das Heilwasser den Vorschriften entsprechend abgefüllt, geprüft, gekennzeichnet und gelagert wird. Dies garantiert, dass das Heilwasser in der Flasche genauso ursprünglich und wertvoll ist wie die Heilquelle, der es entstammt.

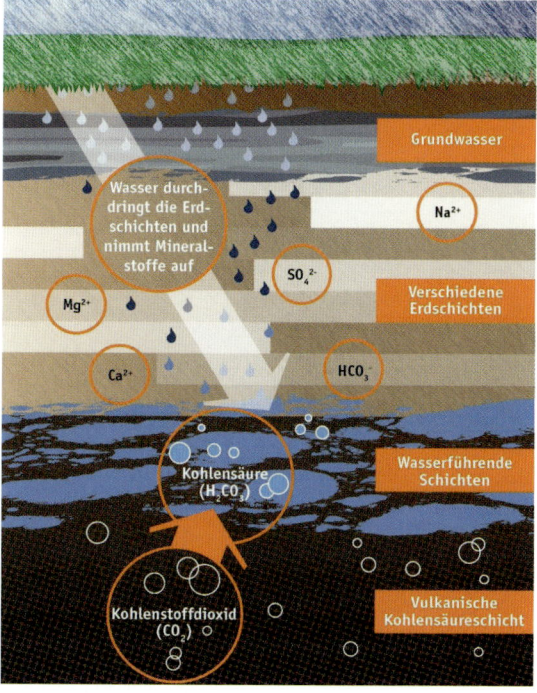

Die Entstehung von natürlichem Heilwasser

SPEZIAL

Welche Wasserarten gibt es?

Wasser ist nicht gleich Wasser. Die verschiedenen Wasserarten unterscheiden sich durch ihre Herkunft und ihre Qualität.

Heilwasser gilt als die Königsklasse. Das naturreine Wasser stammt aus tiefen unterirdischen, vor Verunreinigung geschützten Wasservorkommen. Es wird unverfälscht abgefüllt. Durch die besondere Kombination an Mineralstoffen besitzt es vorbeugende, lindernde oder heilende Wirkungen. Diese müssen anhand von wissenschaftlichen Untersuchungen nachgewiesen werden. In Flaschen abgefüllte Heilwässer unterliegen dem Arzneimittelgesetz und werden amtlich zugelassen.

Natürliches Mineralwasser entspringt ebenfalls aus geschützten unterirdischen Wasservorkommen und wird unverfälscht abgefüllt. Es unterliegt der Mineral- und Tafelwasser-Verordnung (MTV) und ist das einzige Lebensmittel in Deutschland, das amtlich anerkannt werden muss.

Quellwasser stammt auch aus unterirdischen Wasservorkommen. Die Zusammensetzung muss den Anforderungen für Trinkwasser entsprechen. Für Quellwasser ist weder ein gleichbleibender Gehalt an Mineralstoffen noch eine amtliche Anerkennung erforderlich.

Tafelwasser ist kein Naturprodukt, sondern wird industriell hergestellt. Es kann aus einer Mischung von Trinkwasser, Mineralwasser, Natursole und Meerwasser bestehen, der z. B. Mineralstoffe und Kohlensäure zugesetzt werden können. Für die Mischungsverhältnisse gibt es keine gesetzlichen Vorschriften.

Trinkwasser wird in Deutschland zu zwei Dritteln aus Grundwasser und zu einem Drittel aus Oberflächenwasser (Flüsse, Seen, Talsperren) gewonnen. Bevor es aus dem Wasserhahn fließt, muss es aufbereitet und gereinigt werden. Dabei sind eine Vielzahl von Verfahren und chemischen Hilfsstoffen zugelassen. Die Anforderungen sind in der Trinkwasserverordnung geregelt.

Das Wichtigste auf einen Blick

Was ist Heilwasser?
Heilwässer zählen zu den ältesten Naturheilmitteln. Die naturreinen Wässer aus tiefen unterirdischen Quellen enthalten eine Vielzahl von Mineralstoffen und Spurenelementen. Das Besondere an Heilwässern sind ihre vorbeugenden, lindernden und heilenden Wirkungen. Heilwässer müssen diese Wirkungen wissenschaftlich nachweisen und werden offiziell als Arzneimittel zugelassen.

Seit wann werden Heilwässer angewendet?
Bereits seit der Bronzezeit nutzen Menschen die Kraft der Heilwässer. Die langjährige Tradition ermöglichte es, umfangreiche Erfahrungen in der Anwendung von Heilwässern zu sammeln. Diese wurden früher in „Badebüchern" und „Brunnenschriften" festgehalten. Heute sind die Inhaltsstoffe von Heilwässern gründlich analysiert und die gesundheitlichen Wirkungen wissenschaftlich belegt.

Woher kommen Heilwässer?
Heilwässer stammen aus geschützten unterirdischen Wasservorkommen. Auf ihrem Jahrzehnte währenden Weg durch das Gestein nehmen sie Mineralstoffe und Spurenelemente auf. Die Wässer müssen naturrein abgefüllt werden ohne wesentliche Veränderungen. Nur wenn die gesundheitlichen Wirkungen wissenschaftlich nachgewiesen sind, erhält ein Heilwasser die amtliche Zulassung.

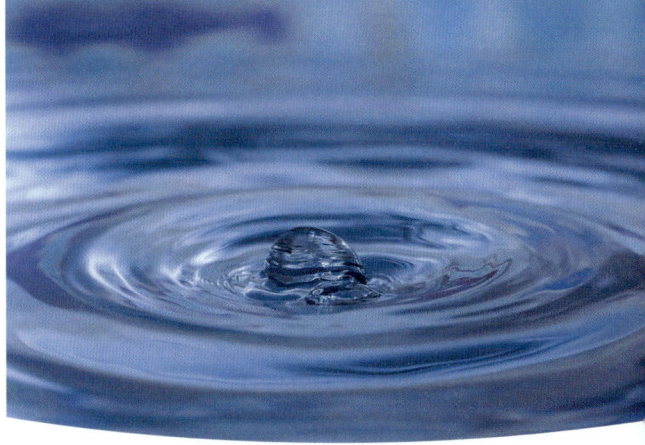

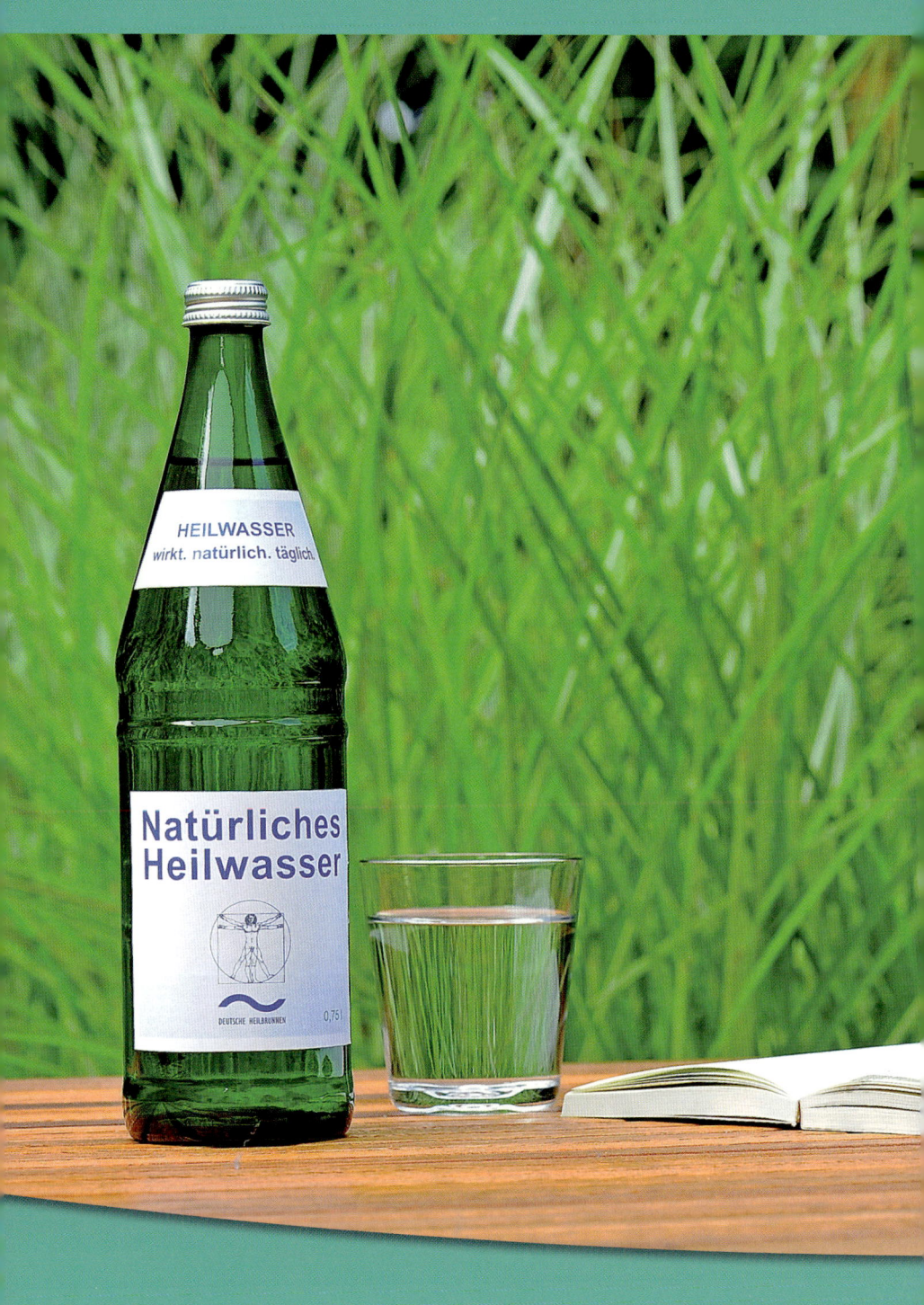

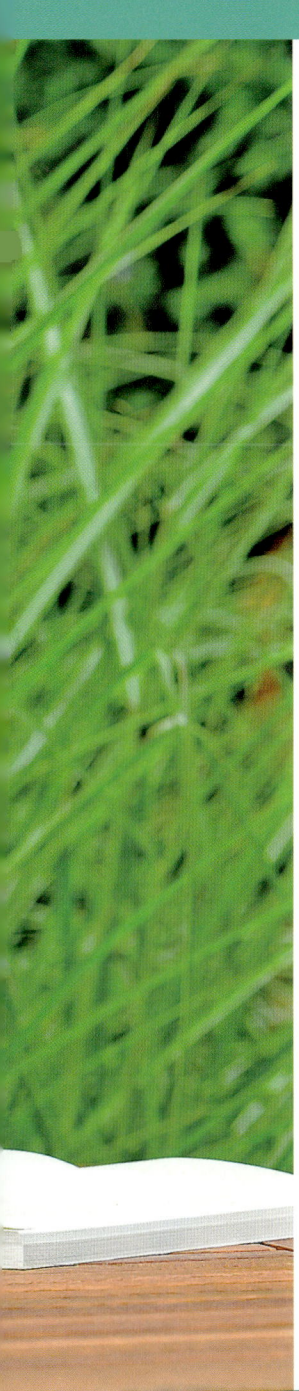

Inhaltsstoffe und Wirkungen von Heilwässern

Jedes Heilwasser ist einzigartig in seiner Zusammensetzung. Welche Stoffe Heilwässer enthalten und wie diese wirken, lesen Sie in diesem Kapitel. Zugleich erfahren Sie, warum Wasser für unseren Körper so wichtig ist.

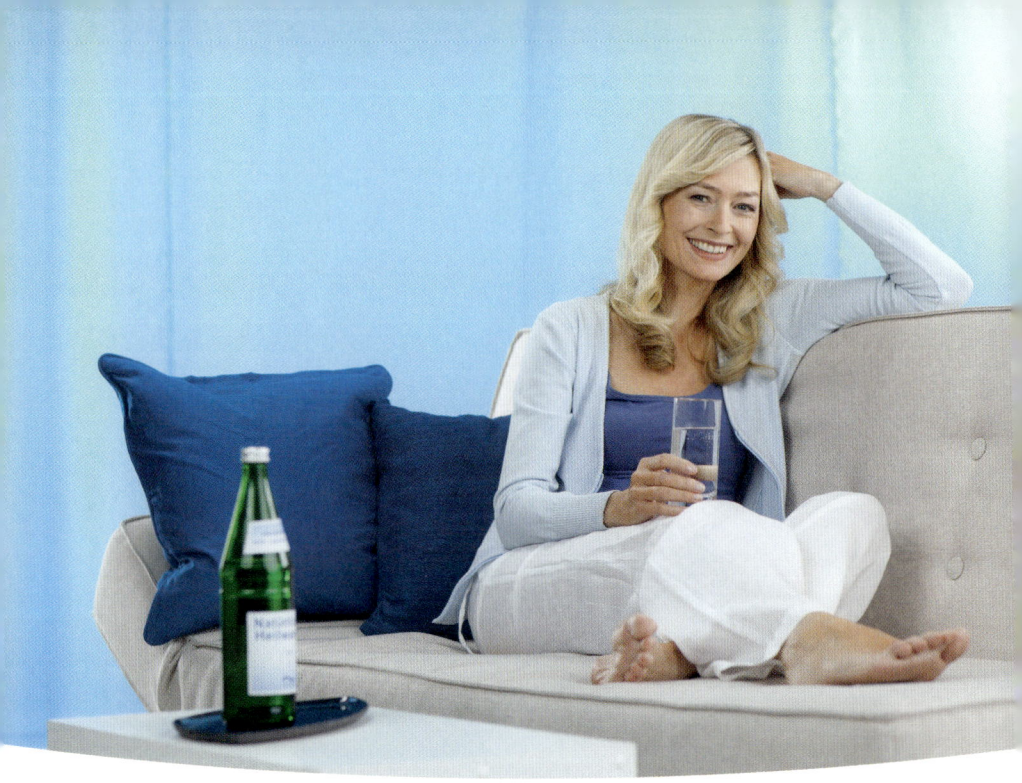

Funktionen von Wasser im Körper

Wasser ist für uns lebensnotwendig. Denn unser Körper besteht zu 50 bis 60 Prozent aus Wasser, bei Säuglingen sogar zu 80 Prozent. Jede einzelne Zelle unseres Körpers enthält reichlich Wasser. Auch die Körperflüssigkeiten wie Blut, Lymphe und Verdauungssäfte bestehen zu einem Großteil aus Wasser. Es erhält den Blutdruck aufrecht und sorgt für das Volumen der Zellen sowie für eine pralle Haut.

Zudem wird Wasser benötigt, um Stoffe in Lösung zu bringen, sie durch den Körper zu transportieren oder auszuscheiden. Die meisten Prozesse in unserem Stoffwechsel funktionieren nur in Anwesenheit von Wasser. Wasser spielt auch eine wichtige Rolle im Säure-Basen-Haushalt beim Einstellen des erforderlichen pH-Wertes (s. S. 35 f.). Selbst unsere Körpertemperatur wird mithilfe von Wasser reguliert. Steigt die Temperatur, beginnen wir zu schwitzen, und das Verdunsten des Wassers auf der Haut kühlt unseren Körper.

Zu wenig Wasser bedeutet schlechtere Leistung

Zu wenig Wasser kann unsere körperliche und geistige Leistung stark einschränken. Durst ist ein Zeichen dafür, dass bereits Flüssigkeit fehlt. Je stärker der Wasserverlust, desto gravierender werden die Symptome (s. Tabelle 1).

So viel Wasser brauchen wir
Obwohl Wasser den Großteil unseres Körpers ausmacht, haben wir keine Reserven. Deshalb sind wir darauf angewiesen, Flüssigkeitsverluste möglichst rasch wieder auszugleichen. Normalerweise verlieren wir Tag für Tag etwa 2,5 Liter Wasser über Haut, Atmung, Urin und Stuhl. Diese müssen ersetzt werden. Da die Nahrung knapp einen Liter Flüssigkeit liefert, bleiben gut 1,5 Liter, die wir täglich über Getränke zu uns nehmen sollten. Wer körperlich aktiv ist und viel schwitzt, muss die dadurch entstehenden Verluste zusätzlich auffüllen. Und das kann z. B. bei sportlicher Betätigung an heißen Tagen durchaus bis zu drei Liter extra bedeuten.

Mindestens 1,5 Liter sollten wir täglich trinken.

TABELLE 1
DAS PASSIERT BEI WASSERMANGEL

Wasserverlust	Symptome
1 % des Körpergewichts (ca. 0,8 l)	leichtes Durstgefühl
2 % des Körpergewichts (ca. 1,5 l)	schlechtere Ausdauerleistung
3–5 % des Körpergewichts (ca. 2–4 l)	trockene Haut und Schleimhäute, verminderter Speichel- und Harnfluss, geringere Kraftleistung
ca. 5 % des Körpergewichts (ab 4 l)	Kreislaufprobleme, Blutdruck sinkt, Puls steigt
ca. 10 % des Körpergewichts (ab 7,5 l)	psychische Störungen: Verwirrtheit, Desorientierung, Krampfanfälle
ca. 15 % des Körpergewichts (ca. 11 l)	Tod durch multiples Organversagen

Inhaltsstoffe und Wirkungen von Heilwässern

TABELLE 2
WASSERVERLUSTE MÜSSEN TÄGLICH ERSETZT WERDEN

Wasserverluste		Wasseraufnahme	
Urin	1.440 ml	Getränke	1.440 ml
Stuhl	160 ml	Nahrung	875 ml
Haut	550 ml	Oxidationswasser (entsteht beim Abbau der Nährstoffe)	335 ml
Atmung	500 ml		
Gesamt	2.650 ml	Gesamt	2.650 ml

Quelle: Deutsche Gesellschaft für Ernährung

Heilwassertypen

Aufgrund seiner Herkunft besitzt jedes Heilwasser eine ganz einzigartige Zusammensetzung. Denn jedes natürliche Heilwasser enthält eine Vielzahl verschiedener Inhaltsstoffe. Entsprechend spezifisch wirkt es auch. Dennoch kann man gewisse Gruppen von Heilwässern bilden, bei denen sich die Mengen der wesentlichen Bestandteile ähneln, wie z. B. Kalzium-Hydrogenkarbonat-Heilwässer, die insbesondere viel Kalzium und Hydrogenkarbonat enthalten.

Von zentraler Bedeutung für Heilwässer sind folgende Inhaltsstoffe:
- Kalzium
- Magnesium
- Fluorid

> **TIPP**
>
> **NICHT ERST BEI DURST TRINKEN**
>
> Warten Sie nicht auf den Durst, sondern stellen Sie sich immer ein Glas Wasser bereit, und trinken Sie möglichst regelmäßig über den Tag verteilt. So ist der Körper immer optimal mit Flüssigkeit versorgt. Mit hoch mineralisierten Heilwässern liefern sie ihm zugleich reichlich Mineralstoffe.

- Natrium
- Hydrogenkarbonat
- Sulfat
- Kohlensäure/Kohlendioxid
- Kieselsäure

Darüber hinaus enthalten Heilwässer zahlreiche **Spurenelemente** wie Jod, Zink, Selen und viele weitere. Sie alle hier zu beschreiben, würde zu weit führen. Doch auf dem Etikett jeder Heilwasserflasche sind die wichtigsten Inhaltsstoffe mit Mengenangaben aufgeführt.

> **INFO**
>
> ## EISEN IN HEILWÄSSERN
>
> Einige Heilwässer enthalten von Natur aus größere Mengen an Eisen. Die in Flaschen verkauften Heilwässer sind jedoch alle „enteisent". Das heißt, ihnen wird bei der Abfüllung das Eisen entzogen. Warum macht man das? Eisen fällt mit der Zeit aus und bildet in der Flasche einen zwar harmlosen, aber etwas unansehnlichen rotbraunen Bodensatz. Das Eisen wird also aus rein optischen Gründen entfernt, um den Verbrauchern ein glasklares Wasser anzubieten.

Wirksame Inhaltsstoffe

Kalzium – für starke Knochen

Mehr als ein Kilogramm Kalzium befindet sich in unserem Körper. Damit ist Kalzium der Mineralstoff, der mengenmäßig den größten Anteil an unserer Körpersubstanz ausmacht. Der allergrößte Teil, nämlich 99 Prozent, ist in Knochen und Zähnen gespeichert, wo Kalzium für Festigkeit und Stabilität sorgt. Nur ein ganz geringer Teil des Kalziums (ein Prozent) in unserem Körper zirkuliert in Blut und Gewebe. Doch auch hier erfüllt der Mineralstoff wichtige Aufgaben. Kalzium ist z. B. an der Weiterleitung von Nervensignalen an die Muskeln beteiligt. Es dient dazu, die Erregbarkeit der Muskelzellen und damit auch die Kraft der Muskeln zu gewährleisten. Zugleich stabilisiert Kalzium unseren Herzschlag. Es ist erforderlich, um Enzyme und Hormone zu aktivieren und wird beim Gerinnen des Blutes gebraucht.

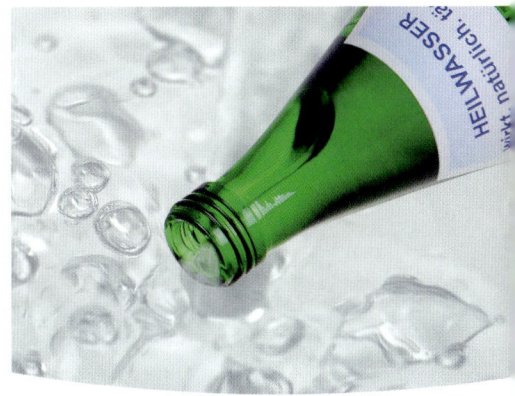

INFO

DAFÜR BRAUCHEN WIR KALZIUM

- Baustoff für stabile Knochen und Zähne
- Nervenimpulse an die Muskeln weiterleiten
- Erregbarkeit und Kraft der Muskeln gewährleisten
- Herzschlag stabilisieren
- Blutgerinnung unterstützen
- Enzyme und Hormone aktivieren

Anzeichen eines Kalziummangels

Ein Mangel an Kalzium kann die Knochen schwächen und langfristig Osteoporose verursachen (s. S. 47 ff.). Bei Kindern führt ein starker Kalziummangel zu Rachitis. Auch das Funktionieren von Herz und Muskeln sowie die Blutgerinnung werden durch Kalziummangel beeinträchtigt.

Kalzium im Wasser

Besonders viel Kalzium enthalten Heilwässer aus vulkanischen Gebieten wie der Eifel, der Rhön oder der Schwäbischen Alb. Auch kalk- und dolomithaltige Gesteine im Süden Deutschlands reichern die dortigen Wässer mit viel Kalzium an. Gleiches gilt für die gipshaltigen Gesteine in Nordhessen oder im Harz.

Hier können kalziumreiche Heilwässer helfen

Als kalziumreich gilt ein Heilwasser ab etwa 250 Milligramm Kalzium pro Liter. Kalziumreiche Heilwässer sind bestens geeignet, um einen **Kalziummangel** zu verhindern oder zu beheben. Sie dienen als wirkungsvolle und kalorienfreie Ergänzung zur Kalziumzufuhr aus der Nahrung und können Kalziumtabletten ersetzen. Eine perfekte Alternative stellen kalziumreiche Heilwässer für alle Menschen dar, die keine Milch mögen oder sie nicht

TABELLE 3

SO VIEL KALZIUM BRAUCHEN WIR

Jugendliche und Erwachsene	Kalziumbedarf
15 bis unter 19 Jahre	1.200 mg/Tag
ab 19 Jahren	1.000 mg/Tag
Schwangere und Stillende	1.000 mg/Tag

nach Referenzwerten der Deutschen Gesellschaft für Ernährung

vertragen. Wer kalziumreiche Heilwässer regelmäßig trinkt, kann damit einer **Osteoporose** vorbeugen oder die Behandlung einer bestehenden Osteoporose unterstützen (s. S. 47 ff.).

So wenden Sie kalziumreiche Heilwässer an
Um den Kalziumbedarf zu decken und einem Mangel vorzubeugen, werden täglich ein bis zwei Liter kalziumreiches Heilwasser empfohlen. Bei Kalziummangel und zur begleitenden Behandlung bei Osteoporose sollten in der pro Tag getrunkenen Heilwasser-Menge 500 bis 1.000 Milligramm Kalzium enthalten sein.

> **TIPP**
>
> ## LEICHT VERFÜGBARES KALZIUM
>
> Kalzium aus Wasser ist für unseren Körper besonders gut verfügbar, da es bereits im Wasser gelöst vorliegt. Studien zeigen, dass Kalzium aus Wasser ebenso gut aufgenommen wird wie Kalzium aus Milch und Milchprodukten und erheblich besser als aus Gemüse.
> Am besten trinken Sie das Heilwasser in mehreren Portionen über den Tag verteilt. Denn regelmäßige kleine Kalziummengen sorgen dafür, dass der Mineralstoff vom Körper optimal aufgenommen wird.

Magnesium – gegen müde Muskeln

Magnesium kommt fast in unserem gesamten Körper vor. Etwa 60 Prozent befinden sich im Skelett und etwa ein Drittel in der Muskulatur. Der Rest steckt in Körperzellen und Körperflüssigkeiten. Es gibt kaum eine Zellfunktion, die nicht von Magnesium beeinflusst wird. Eine zentrale Aufgabe ist die Weiterleitung von Nervenimpulsen. So steuert Magnesium das Zusammenziehen unserer Muskeln und hält den Herzmuskel im Takt. Darüber hinaus aktiviert es über 300 Enzyme. Magnesium wird im Zuckerstoffwechsel wie auch beim Aufbau von Eiweißen, Zellstrukturen und Knochen gebraucht. Nicht zuletzt trägt Magnesium dazu bei, unsere Zellen mit Energie zu versorgen.

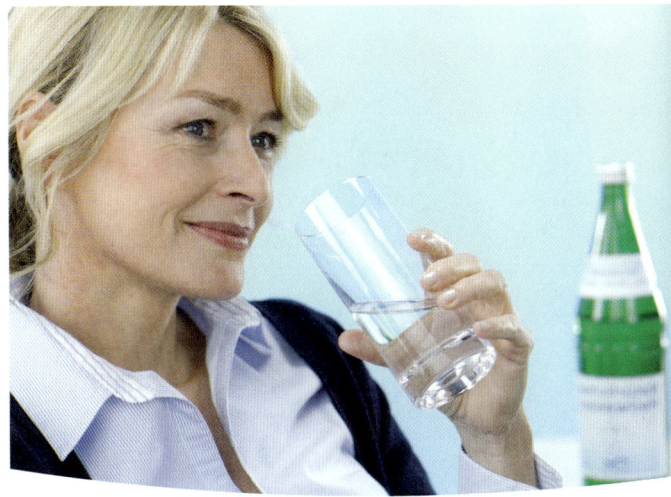

Inhaltsstoffe und Wirkungen von Heilwässern

Anzeichen eines Magnesiummangels
So vielfältig wie die Funktionen des Magnesiums sind auch die Anzeichen von Magnesiummangel. Unspezifische Symptome können Erschöpfung, Nervosität oder Konzentrationsprobleme sein. Auch Kopfschmerzen bis hin zu Migräne oder depressive Verstimmungen können mit einem Magnesiummangel zusammenhängen. Zu wenig Magnesium kann zudem Muskelkrämpfe auslösen. Bei einem schweren Mangel können Herzrhythmusstörungen und Muskelschwäche auftreten. Ein zu geringer Magnesiumspiegel wird darüber hinaus mit einem höheren Risiko für Diabetes mellitus in Verbindung gebracht.

So viel Magnesium brauchen wir
Für Frauen empfiehlt die Deutsche Gesellschaft für Ernährung täglich 300 Milligramm Magnesium. Männer sollten 350 Milligramm aufnehmen. Bei Jugendlichen liegt der Bedarf bei bis zu 400 Milligramm, bei Kindern mit dem Alter steigend zwischen 80 und 310 Milligramm.

Magnesium im Wasser
Viel Magnesium findet sich z. B. in Dolomitgestein, aber auch in manchen gipshaltigen Gesteinen. So enthalten viele Heilwässer aus dolomitreichen Gegenden wie Eifel, Weserbergland und Nordhessen reichlich Magnesium. Auch die gipshaltigen Gesteine der nordwürttembergischen Stufenlandschaft und Frankens bringen einige magnesiumreiche Heilwässer hervor.

Hier können magnesiumreiche Heilwässer helfen
Magnesiumreiche Heilwässer ergänzen die Magnesiumzufuhr auf wirkungsvolle Weise und absolut kalorienfrei. Sie können dazu beitragen, einen **Magnesiummangel** zu verhindern oder zu beheben. Besonders

INFO
DAFÜR BRAUCHEN WIR MAGNESIUM

- Nervenimpulse weiterleiten
- Zusammenziehen der Muskeln steuern
- Herz im Takt halten
- über 300 Enzyme aktivieren
- Zuckerstoffwechsel regulieren
- Gewebe aufbauen
- Körperzellen mit Energie versorgen

TIPP
MAGNESIUM OPTIMAL VERWERTEN

Verschiedene Studien zeigen, dass Magnesium aus Wasser vom Körper besonders gut und gleichmäßig aufgenommen wird, da es bereits im Wasser gelöst vorliegt. Die gute Bioverfügbarkeit des Magnesiums aus Wasser wird noch gesteigert, wenn Sie es über den Tag verteilt zum Essen trinken.

wichtig ist zusätzliches Magnesium **bei erhöhtem Bedarf** z. B. im Wachstum, während Schwangerschaft und Stillzeit sowie bei Leistungssportlern. Werden **Muskelkrämpfe** durch zu wenig Magnesium ausgelöst, empfiehlt es sich, ein magnesiumreiches Heilwasser zu trinken, das entsprechende Tabletten oft ersetzen kann. Durch Magnesiummangel mitverursachte **Kopfschmerzen, Migräne oder depressive Verstimmungen** lassen sich durch mehr Magnesium möglicherweise lindern, wobei die zusätzliche Flüssigkeit des Heilwassers einen weiteren Pluspunkt darstellt. Auch zur Vorbeugung und Nachsorge **kalziumhaltiger Harnsteine** werden magnesiumreiche Heilwässer eingesetzt (s. S. 67). Da Magnesium den Herzmuskel reguliert, kann in bestimmten Fällen zusätzliches Magnesium **Herz-Kreislauf-Probleme** mindern (s. S. 77). Immer mehr Studien weisen zudem darauf hin, dass ausreichend Magnesium das Risiko für **Diabetes mellitus** und seine Folgeerkrankungen senken kann (s. S. 73).

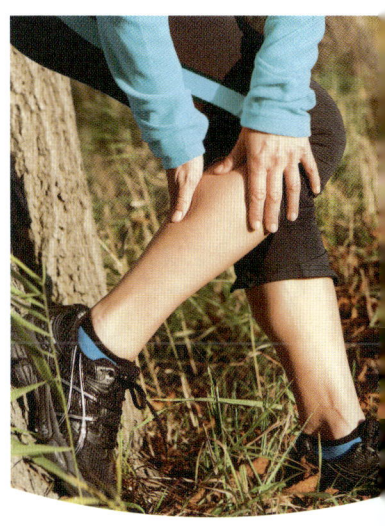

So wenden Sie magnesiumreiche Heilwässer an
Wer seine tägliche Magnesiumzufuhr sichern und einem Mangel vorbeugen möchte, sollte am Tag einen bis zwei Liter magnesiumreiches Heilwasser trinken. Um einen Magnesiummangel zu beheben, sollte die tägliche Trinkmenge des Heilwassers ca. 300 Milligramm Magnesium enthalten.

Als magnesiumreich gilt ein Heilwasser ab etwa 100 mg Magnesium pro Liter.

Natrium – für eine ausgeglichene Flüssigkeitsbalance

Der Mineralstoff Natrium befindet sich in unserem Körper nur zu einem kleinen Teil (zwei Prozent) in den Zellen. Der überwiegende Teil (98 Prozent) zirkuliert in der Flüssigkeit außerhalb der Zellen. Da unser Körper zu 60 Prozent aus Wasser besteht, ist Natrium für uns unverzichtbar, denn es bindet Wasser und regelt dadurch die Verteilung der Flüssigkeit im Körper. So sorgt es dafür, dass für den Transport im Körper und für alle Stoffwechselvorgänge ausreichend Wasser zur Verfügung steht. Ebenso ist Natrium am Ausgleich des Säure-Basen-Gleichgewichts beteiligt. Zudem leitet es Nervenreize weiter und trägt dazu bei, dass unsere Muskeln richtig funktionieren. Als Baustein in der Zellmembran hilft Natrium, Nährstoffe durch die Zellwände zu schleusen. Nicht zuletzt aktiviert es einige Enzyme und erfüllt viele weitere Aufgaben.

> **INFO**
>
> **DAFÜR BRAUCHEN WIR NATRIUM**
>
> - Wasserhaushalt regulieren
> - Säure-Basen-Gleichgewicht regeln
> - Nervenimpulse weiterleiten
> - Zellmembranen aufbauen
> - Kohlenhydrate und Eiweiße aufnehmen und transportieren
> - Muskelfunktion unterstützen
> - Enzyme aktivieren

Anzeichen eines Natriummangels

Starkes Schwitzen, Durchfälle oder Erbrechen können einen Mangel an Natrium verursachen. Als krankheitsbedingte Ursachen kommen Störungen der Niere, ein entgleister Diabetes mellitus oder die Einnahme von Medikamenten (z. B. Diuretika) infrage. Vor allem bei älteren Menschen, die wenig trinken, ist häufig ein kombinierter Natrium- und Flüssigkeitsmangel zu finden.

Ein Natriummangel bewirkt vor allem Störungen im Wasser- und Elektrolythaushalt. So wird das Blut quasi dicker und fließt schlechter, auch der Blutdruck sinkt. Dies kann zu Kopfschmerzen, Kreislaufproblemen und verminderter Leistungsfähigkeit führen. Bei einem starken Mangel können Orientierungslosigkeit, Übelkeit und Muskelkrämpfe die Folge sein. Schließlich können Herzrasen und weitere Störungen der Herzfunktion auftreten.

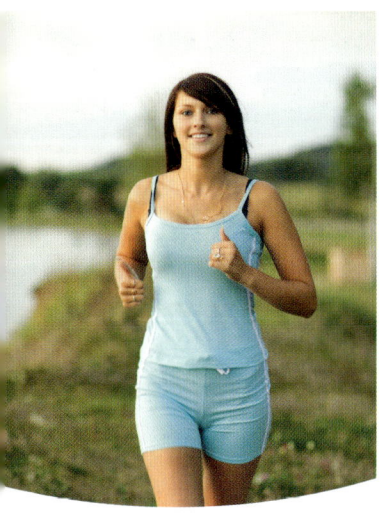

So viel Natrium brauchen wir

Für Jugendliche und Erwachsene empfiehlt die Deutsche Gesellschaft für Ernährung (DGE) ein Minimum von 550 Milligramm Natrium pro Tag. Häufig wird Natrium in Form von Kochsalz (Natriumchlorid) aufgenommen. Hier hält die DGE eine Kochsalzzufuhr von fünf bis sechs Gramm pro Tag für ausreichend. Der Bedarf an Natrium bzw. Kochsalz hängt jedoch auch sehr von der Lebensweise ab. Wer Sport treibt oder bei Hitze arbeitet und stark schwitzt, verliert auch reichlich Natrium, denn ein Liter Schweiß enthält ca. ein Gramm Natrium. Diese Verluste müssen durch eine zusätzliche Aufnahme von Flüssigkeit und Mineralstoffen, insbesondere Natrium, wieder ausgeglichen werden (s. S. 80 f.).

Natrium im Wasser

Natrium im Heilwasser kann einerseits aus unterirdischen Salzablagerungen stammen, sehr häufig kommt es aber auch in Verbindung mit Hydrogenkarbonat vor. Dadurch finden sich natriumreiche Wässer in den verschiedensten Gegenden Deutschlands.

Hier können natriumreiche Heilwässer helfen

Natriumreiche Heilwässer beugen einem **Natriummangel** vor oder können diesen beheben. Zudem sind sie bestens dazu geeignet, **Flüssigkeitsverluste schnell und effizient auszugleichen**. Dies ist z. B. für ältere Menschen an heißen Sommertagen besonders wichtig. Auch wer beim **Sport**, durch starkes **Schwitzen**, bei **Durchfällen** oder aufgrund der Einnahme von **ausschwemmenden Medikamenten (Diuretika)** viel Flüssigkeit und Natrium verliert, kann diese durch natriumreiche Heilwässer wieder auffüllen. Da Natrium Wasser bindet, wird der Flüssigkeitshaushalt schneller ausgeglichen, wie Studien zeigen. Es kann sogar weniger Wasser getrunken werden, da das aufgenommene Wasser durch Natrium besser im Körper gespeichert und nicht gleich wieder ausgeschieden wird.

> ### INFO
> ### ERHÖHT NATRIUM DEN BLUTDRUCK?
>
> Manche Menschen befürchten, dass Natrium den Blutdruck erhöht. Doch Natrium ist ein einfacher Mineralstoff, der an verschiedene Stoffe gebunden sein kann. Im Wasser liegt Natrium häufig in Verbindung mit Hydrogenkarbonat vor. Studien zeigen eindeutig, dass Natrium-Hydrogenkarbonat den Blutdruck nicht erhöht. Natriumchlorid (Kochsalz) kann zwar den Blutdruck erhöhen, doch nur bei Menschen, die auf Salz empfindlich reagieren. Als salzempfindlich gilt ein Viertel der Menschen mit normalem Blutdruck und etwa die Hälfte derjenigen mit erhöhtem Blutdruck. Für diese empfehlen sich Heilwässer mit Natrium-Hydrogenkarbonat.

Fluorid – zum Schutz vor Karies

Das Spurenelement Fluorid kommt in der Erdkruste häufig vor, denn es ist Bestandteil vieler Gesteine. Meerwasser enthält etwa ein bis 1,4 Milligramm Fluorid pro Liter. So sind Meerestiere relativ reich an Fluorid, während die meisten anderen Lebensmittel eher wenig Fluorid aufweisen. In den meisten Gegenden Deutschlands ist das Leitungswasser arm an Fluorid.

In unserem Körper dient Fluorid vor allem als Baustein für Knochen und Zähne. Die zwei bis sechs Gramm Fluorid im Körper sind zu 95 Prozent

Inhaltsstoffe und Wirkungen von Heilwässern

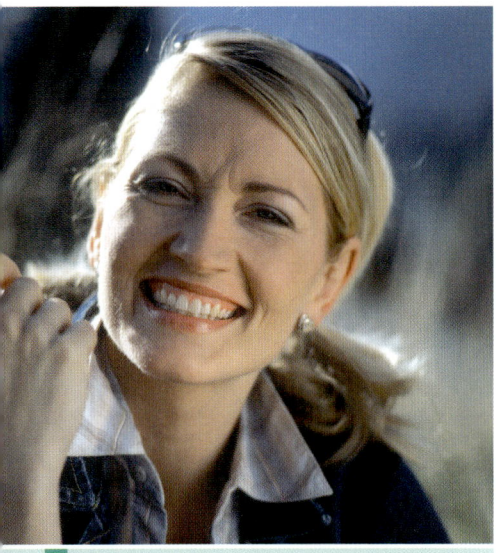

im Skelett gebunden. In den Zähnen trägt es dazu bei, den Zahnschmelz hart und widerstandsfähig zu machen. Zugleich unterstützt Fluorid die Wiedereinlagerung von Mineralstoffen (Remineralisierung) und hilft dadurch, angegriffene Zähne zu reparieren. Darüber hinaus hemmt Fluorid die Aktivität von Kariesbakterien und hindert sie daran, mehr zahnschädigende Säuren zu produzieren. So kann Fluorid die Zähne vor Karies schützen.

Anzeichen eines Fluoridmangels
Zu wenig Fluorid macht die Zähne anfälliger für Karies.

INFO
DAS KANN FLUORID

Fluorid schützt vor Karies, denn es
- härtet den Zahnschmelz
- hilft, kleine Säureschäden an den Zähnen zu reparieren
- hemmt Bakterien, die Karies verursachen

So viel Fluorid brauchen wir
Fluorid ist für den Menschen nicht lebensnotwendig. Doch zahlreiche Studien zeigen, dass gewisse Mengen an Fluorid die Zahngesundheit verbessern. Um Karies vorzubeugen, empfiehlt die Deutsche Gesellschaft für Ernährung (DGE) für Frauen 3,1 Milligramm und für Männer 3,8 Milligramm Fluorid am Tag. Dabei sollte die gesamte aufgenommene Fluoridmenge aus Nahrung und Getränken, Zahnpflege und Tabletten berücksichtigt werden. Denn nimmt man dauerhaft zu viel Fluorid auf, kann dies weiße Flecken auf den Zähnen verursachen und weitere unerwünschte Nebenwirkungen hervorrufen. Wie bei vielen anderen Stoffen ist also auch bei Fluorid die richtige Dosis entscheidend.

Fluorid im Wasser
Als fluoridreich gilt ein Heilwasser ab etwa einem Milligramm Fluorid pro Liter. Fluorid kommt in zahlreichen Gesteinen vor, z. B. in Granit, Kalkgestein, Hornblende oder Glimmer. Vor allem in Gegenden mit Gesteinen vulkanischen Ursprungs finden sich höhere Fluoridgehalte im Wasser. Das

Leitungswasser ist dagegen in den meisten Regionen Deutschlands mit Gehalten unter 0,3 Milligramm pro Liter recht arm an Fluorid.

So wenden Sie fluoridhaltige Heilwässer an
Fluoridreiche Heilwässer sind ergänzend zur Mundhygiene gut geeignet, um Karies vorzubeugen. Regelmäßig über den Tag verteilt getrunken, können sie die Zähne widerstandsfähiger machen. Zur Vorbeugung von Karies sollte die tägliche Trinkmenge des Heilwassers ein bis zwei Milligramm Fluorid enthalten. Bei einem Fluoridgehalt von einem Milligramm pro Liter wären das ein bis zwei Liter Heilwasser. Bitte beachten Sie die Dosierungsanleitung auf dem Etikett. Und berücksichtigen Sie auch, wie viel Fluorid Sie über Leitungswasser, Zahnpflegemittel, Nahrung oder Tabletten aufnehmen.

Hydrogenkarbonat – der vielseitige Säurepuffer

Hydrogenkarbonate, auch Bikarbonate genannt, sind die Salze der Kohlensäure. Das Natrium-Hydrogenkarbonat ist unter den landläufigen Namen Natron oder Soda bekannt. Hydrogenkarbonat wird auch in unserem Körper selbst gebildet. Denn dort wird es als Säurepuffer jederzeit gebraucht. Damit unser Stoffwechsel einwandfrei funktionieren kann, muss der pH-Wert, also das Verhältnis von Säuren und Basen, immer exakt eingestellt sein. Hydrogenkarbonate sind starke Basen. Ihnen kommt die wichtige Rolle zu, Säuren zu neutralisieren und dadurch den pH-Wert zu regulieren.

Hydrogenkarbonat im Wasser
Hydrogenkarbonat gelangt vor allem aus Kalk- und Dolomitgestein ins Wasser. So enthalten zahlreiche Heilwässer von Weserbergland, Eifel und Nordhessen über das Neckartal bis zum nördlichen Schwarzwald reichlich Hydrogenkarbonat.

> INFO
> ## DAS KANN HYDROGENKARBONAT
> - Säuren neutralisieren
> - zu viel Magensäure abpuffern
> - Säure-Basen-Haushalt regulieren
> - pH-Wert im Harn erhöhen
> - Ausscheidung von Harnsäure fördern

>  INFO
> ## WAS IST DER PH-WERT?
> Der pH-Wert beschreibt das Verhältnis von Säuren zu Basen. Ein Wert von null ist extrem sauer, ein Wert von 14 extrem basisch (alkalisch). Neutral ist ein pH-Wert von sieben.

Inhaltsstoffe und Wirkungen von Heilwässern

Als hydrogenkarbonatreich gilt ein Heilwasser ab etwa 1.300 mg Hydrogenkarbonat pro Liter.

Hier können hydrogenkarbonatreiche Heilwässer helfen

Hydrogenkarbonatreiche Heilwässer können verschiedene säurebedingte Beschwerden lindern, z. B. bei **Sodbrennen, zu viel Magensäure** oder einem **Reizmagen** (s. S. 62 f.). Bei einer latenten **Übersäuerung** kann hydrogenkarbonatreiches Heilwasser dem Körper helfen, den Überschuss an Säuren abzupuffern. Da Hydrogenkarbonat auch den pH-Wert im Urin erhöht und die Ausscheidung von Harnsäure fördert, kann es bei **Gicht** und **Harnwegsinfekten** positiv wirken und bestimmten **Harnsteinen** vorbeugen (s. S. 67 f.). Zudem soll Hydrogenkarbonat laut Studien bei **Diabetes** dazu beitragen, den Blutzuckerspiegel zu senken (s. S. 72 f.).

So wenden Sie hydrogenkarbonatreiche Heilwässer an

Um allgemeine Säurebeschwerden zu lindern, sollten idealerweise ein bis zwei Liter hydrogenkarbonatreiches Heilwasser gleichmäßig über den Tag verteilt getrunken werden. Für die spezifischen Anwendungsgebiete finden Sie detaillierte Empfehlungen im entsprechenden Kapitel (s. ab S. 44). Auch auf dem Flaschenetikett hydrogenkarbonatreicher Heilwässer sind Dosierung und Anwendungsempfehlungen vermerkt.

Sulfat – gut für die Verdauung

Sulfat ist eine natürliche Schwefelverbindung. Unser Körper braucht Sulfate, um Eiweiße aufzubauen. In Haut, Haaren und Knorpel steckt z. B. viel Sulfat, das dort für eine feste und kräftige Struktur sorgt. Sulfate werden schon seit Urzeiten eingesetzt, um eine träge Verdauung in Schwung zu bringen. Denn sie kurbeln die Produktion von Verdauungssäften in Bauchspeicheldrüse, Leber und Galle an und binden im Darm viel Wasser. So machen sie den Stuhl weich und bringen die Darmtätigkeit auf Trab.

> **INFO**
>
> ### DAS KANN SULFAT
>
> Sulfat bringt eine träge Verdauung in Schwung, denn es kann
> - Leber, Galle und Bauchspeicheldrüse anregen
> - die Produktion von Verdauungssäften fördern
> - Wasser im Darm binden
> - den Stuhl geschmeidig machen
> - die Darmbewegung ankurbeln

> **TIPP**
>
> ### TURBOWIRKUNG VOR DEM FRÜHSTÜCK
>
> Die den Darm anregende Wirkung von sulfatreichem Heilwasser lässt sich noch verstärken, indem man es vor dem Frühstück trinkt.

Wirksame Inhaltsstoffe

Sulfat im Wasser

Sulfate stammen vor allem aus gipshaltigen Gesteinen. Sulfatreiche Heilwässer finden sich z. B. im Weserbergland, in Nordwürttemberg und Franken.

Hier können sulfatreiche Heilwässer helfen

Sulfatreiche Heilwässer können bei **Verdauungsbeschwerden** wie Verstopfung und Völlegefühl oder Blähungen helfen, da sie die Verdauung und den Darm in Schwung bringen (s. S. 56 ff.). Aufgrund der anregenden Wirkung von Sulfat auf die Produktion von **Leber**, **Galle** und **Bauchspeicheldrüse,** können sulfatreiche Heilwässer auch bei funktionellen Erkrankungen dieser Organe unterstützend eingesetzt werden (s. S. 60 f.). Bei **Kalzium- und Phosphat-Harnsteinen** dient sulfatreiches Heilwasser dazu, den Harn gezielt anzusäuern und so der Bildung dieser Harnsteine vorzubeugen (s. S. 67). Laut Studien kann Sulfat zudem den Appetit senken, indem es die Ausschüttung des Sättigungshormons Cholecystokinin fördert.

Als sulfatreich gilt ein Heilwasser ab etwa 1.200 mg Sulfat pro Liter.

So wenden Sie sulfatreiche Heilwässer an

Um den Darm anzuregen und Verdauungsbeschwerden zu lindern, sollten täglich ein bis zwei Liter sulfatreiches Heilwasser über den Tag verteilt getrunken werden, am besten zusätzlich zur normalen Flüssigkeitszufuhr. Bei chronischen Problemen kann eine mehrwöchige Trinkkur sinnvoll sein. Denn durch eine Trinkkur können die Verdauungsorgane quasi trainiert und ihre Funktion möglicherweise harmonisiert werden. Bitte beachten Sie auch die Hinweise auf dem Etikett der Heilwasserflasche.

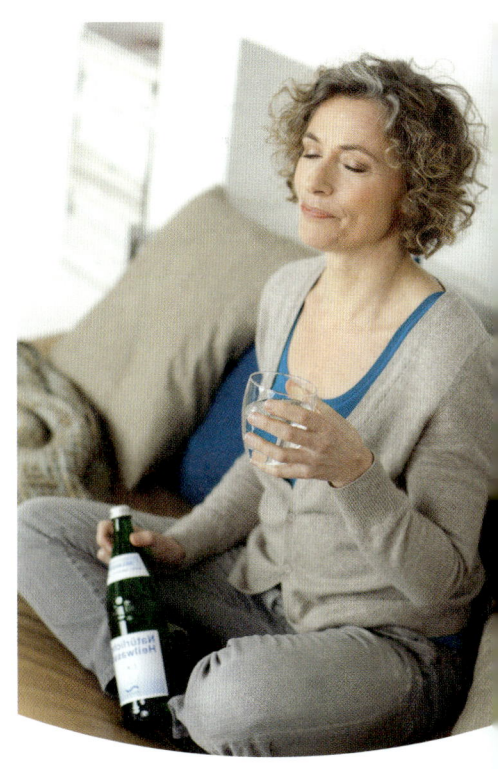

Kohlensäure – regt Verdauung und Harnausscheidung an

Was wir als Kohlensäure bezeichnen, ist eigentlich in Wasser gelöstes Kohlendioxid (CO_2). Dieses gasförmige Kohlendioxid steigt als prickelnde

Bläschen auf, sobald wir die Flasche öffnen. Neben dem erfrischenden Geschmack besitzt Kohlendioxid auch einige gesundheitlich interessante Wirkungen. Schon im Mund fördert es die Durchblutung der Schleimhaut und regt die Speichelproduktion an. Im Magen übt die Kohlensäure ebenfalls einen sanften Reiz auf die Schleimhäute aus, dehnt die Magenwand ein wenig und beschleunigt die Entleerung des Magens. So regt kohlensäurereiches Heilwasser die Verdauung auf leichte und natürliche Art an. Es fördert zugleich die Ausscheidung des Harns (Diurese) und kann so Harnwegsinfekten vorbeugen.

INFO

DAS KANN KOHLENSÄURE

- die Verdauung sanft anregen
- die Durchblutung der Schleimhaut verbessern
- den Speichelfluss fördern
- den Magen leicht dehnen und anregen
- die Entleerung des Magens beschleunigen
- die Harnausscheidung fördern

INFO

KOHLENSÄUREREICHES HEILWASSER

Als kohlensäurereich gilt ein Heilwasser, wenn es mindestens ein bzw. zwei Gramm quelleigene Kohlensäure pro Liter enthält. Im Gegensatz dazu liegt der Kohlensäuregehalt in klassischem Sprudel bei ca. sieben bis acht Gramm pro Liter, in „Medium"-Wässern bei ca. 3,5 Gramm pro Liter. So wird durch den moderaten Kohlensäuregehalt der Heilwässer eine besonders sanfte Wirkung erzielt.

Kohlensäure im Wasser

Kohlensäure kommt vor allem in Regionen vor, in denen Vulkane aktiv waren oder sind. Je mehr Kohlensäure vorhanden ist, desto mehr Stoffe werden aus dem Gestein gelöst. Quellen mit viel natürlicher Kohlensäure enthalten deshalb meist besonders hohe Mengen an Mineralstoffen. Beim Abfüllen kann einem Heilwasser Kohlensäure entzogen oder zugefügt werden, um die Menge an den Geschmack der Konsumenten anzupassen.

Hier können kohlensäurereiche Heilwässer helfen

Kohlensäurereiche Heilwässer regen sanft die **Verdauung** an (s. S. 58). Zudem fördern sie die Ausscheidung des Harns und können **Harnwegsinfekten** vorbeugen (s. S. 63 ff.).

So wenden Sie kohlensäurereiche Heilwässer an

Um die Verdauung sanft anzuregen, sollten täglich ein bis zwei Liter Heilwasser mit mindestens einem Gramm Kohlensäure pro Liter langsam und schluckweise vor und zu den Hauptmahlzeiten getrunken werden. Die stärkste Wirkung wird jedoch erzielt, wenn man das Wasser morgens auf nüchternen Magen trinkt. Für die Anwendung bei Harnwegsinfekten s. S. 65.

Kieselsäure – starkes Gerüst für Knochen, Knorpel und Bindegewebe

Als Kieselsäure bezeichnet man eine Verbindung von Silizium und Sauerstoff, die meistens als Siliziumdioxid vorliegt. Das Spurenelement Silizium ist nach Sauerstoff das zweithäufigste Element auf der Erde. In unserem Körper stecken zwar nur ca. 1,5 Gramm Silizium, dennoch ist Silizium in nahezu jeder Zelle zu finden. Mit dem Alter nimmt der Kieselsäuregehalt im Körper allerdings ab.

> **INFO**
>
> ## WAS IST EIN SÄUERLING?
>
> Als „Säuerling" werden Heilwässer bezeichnet, die mehr als ein Gramm quelleigene Kohlensäure pro Liter enthalten. Sie schmecken keineswegs sauer, sondern erfrischend und sanft perlend.

Dafür benötigen wir Kieselsäure

Besonders wichtig ist Kieselsäure für den Aufbau unserer Knochen, denn sie regt die Bildung von Knochensubstanz an. Untersuchungen zeigen, dass brüchige Knochen weniger Kieselsäure enthalten als stabile. Und wer regelmäßig viel Kieselsäure aufnimmt, weist laut Studien festere und dichtere Knochen auf. Dass hier ein Zusammenhang besteht, ist unbestritten, nicht ganz klar ist jedoch, mithilfe welcher Mechanismen Kieselsäure die Knochengesundheit stärkt.

Eine tragende Rolle spielt Kieselsäure auch beim Aufbau von Knorpel und Bindegewebe. Denn sie unterstützt die Bildung von Kollagen und Elastin, zwei wichtigen Bausteinen des Bindegewebes. Silizium bildet eine wichtige Querverbindung im netzartigen Baugerüst der Knorpel. Darüber hinaus fördert Kieselsäure das Wachstum von Haaren und Nägeln sowie die Aufnahme von Feuchtigkeit in der Haut.

Anzeichen eines Kieselsäuremangels

Fehlt es dem Körper an Kieselsäure, können brüchige Haare und Nägel oder blasse, faltige Haut die Folge sein. In Tierversuchen führte ein Mangel an Kieselsäure zu Knochen- und Knorpelveränderungen.

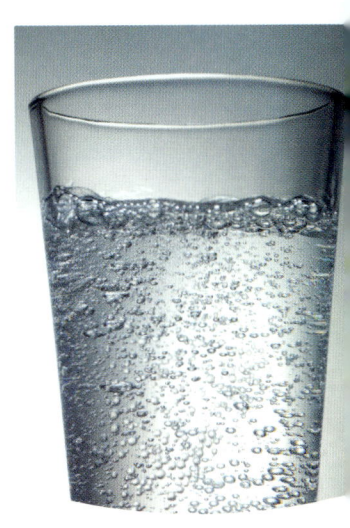

Inhaltsstoffe und Wirkungen von Heilwässern

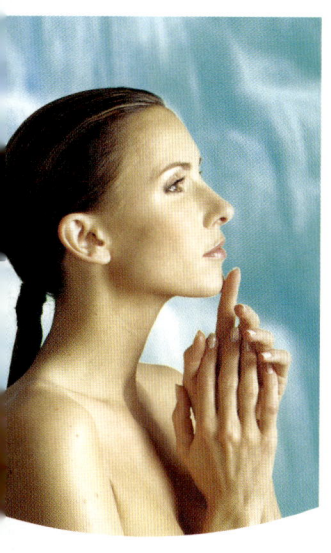

So viel Kieselsäure brauchen wir
Kieselsäure muss mit der Nahrung zugeführt werden. Bisher gibt es keine offizielle Empfehlung, wie viel Kieselsäure wir täglich zu uns nehmen sollten. Ernährungswissenschaftler schätzen den Bedarf auf zehn bis 25 Milligramm pro Tag und raten dazu, regelmäßig Kieselsäure über die Nahrung aufzunehmen.

Kieselsäure im Wasser
Kieselsäure kommt in den Gesteinen der Erdkruste in großen Mengen vor. Auch vor Jahrmillionen abgestorbene Kieselalgen können größere Ablagerungen von Kieselsäure verursachen. Dadurch gelangt in vielen Gegenden Deutschlands reichlich Kieselsäure in die Heilwässer, wie z. B. in der Eifel und im Schwarzwald.

Verschiedene Studien haben nachgewiesen, dass Kieselsäure aus Heilwässern vom Körper gut aufgenommen und verwertet werden kann.

Hier können kieselsäurereiche Heilwässer helfen
Als kieselsäurereich kann man Heilwässer ab etwa 25 Milligramm Kieselsäure pro Liter bezeichnen.

> **INFO**
>
> ## KIESELSÄURE WIRD GUT AUFGENOMMEN
>
> Entscheidend für die Wirksamkeit von Kieselsäure ist, dass die Siliziumverbindung vom Darm in den Blutkreislauf und damit auch in unsere Körperzellen gelangt. Studien zeigen, dass in Wässern gelöste Kieselsäure vom Körper sehr gut aufgenommen wird und ihre Wirkungen voll entfalten kann.

Kieselsäurereiche Heilwässer können den **Aufbau stabiler Knochen** fördern und somit das Risiko für **Osteoporose** vermindern. Zudem kann ausreichend Kieselsäure zum Erhalt eines **straffen Bindegewebes** sowie zu **gesunder Haut, schönen Haaren und Nägeln** beitragen. Einige Studien weisen auch darauf hin, dass Kieselsäure beim Schutz vor **Alzheimer-Demenz** eine Rolle spielen könnte. Wissenschaftler vermuten, dass Kieselsäure als Gegenspieler von Aluminium wirkt, welches möglicherweise am Entstehen der für Alzheimer typischen Ablagerungen im Gehirn beteiligt ist. So zeigte eine Studie, dass ältere Frauen, die kieselsäurereiches Wasser tranken, geistig leistungsfähiger waren und seltener an Alzheimer erkrankten.

SPEZIAL

Warum Mineralstoffe aus Wässern so gut wirken

Die wertvollen Inhaltsstoffe aus der Nahrung werden nicht immer gleich gut von unserem Körper aufgenommen. Während Kohlenhydrate, Eiweiße und Fette etwa zu 90 Prozent verwertet werden, kommt von den Vitaminen und Mineralstoffen aus der Nahrung meist nur ein erheblich geringerer Teil in unseren Zellen an. Bei Magnesium z. B. beträgt die sogenannte **Bioverfügbarkeit** nur etwa 25 Prozent.

Ungebunden und in Wasser gelöst

Wie gut wir Nährstoffe aufnehmen und verwerten, hängt von vielen Faktoren ab: wie gut wir mit dem Stoff versorgt sind, ob ausreichend Verdauungsenzyme vorhanden sind, ob andere Stoffe gerade die Transportsysteme blockieren usw. Entscheidend ist auch, wie der Stoff im Lebensmittel eingebunden ist und in welcher Form er vorliegt. In Heilwässern liegen die Mineralstoffe bereits gelöst und ungebunden vor. So fällt es dem Körper besonders leicht, die kleinen Bausteine durch die Darmwand und in die Zellen zu schleusen. Zudem bringen Heilwässer das Transportmittel Wasser gleich mit.

Kalzium und Magnesium aus Wasser optimal verfügbar

Wissenschaftliche Studien zeigen, dass Kalzium aus Wässern mindestens genauso gut aufgenommen wird wie aus Milch und Milchprodukten, die allgemein als hervorragende Kalziumquellen gelten. Studien belegen auch, dass Magnesium aus Wässern besser und gleichmäßiger aufgenommen wird als aus fester Nahrung.

Besser über den Tag verteilt aufnehmen

Vorteilhaft ist auch, dass wir die Wässer meistens über den Tag verteilt trinken. Denn häufige kleine Mineralstoffmengen kann der Körper besser verwerten als einen großen Schwung auf einmal. Einmalige große Mengen, wie z. B. aus Tabletten, können die Aufnahme- und Transportsysteme des Körpers überfordern. Dann wird ein Teil der Mineralstoffe ungenutzt wieder ausgeschieden.

Inhaltsstoffe und Wirkungen von Heilwässern

Das Wichtigste auf einen Blick

Warum braucht unser Körper Wasser?
Wasser erfüllt zahlreiche Funktionen im Körper. Ein Wassermangel kann unsere körperliche und geistige Leistungsfähigkeit stark beeinträchtigen. Deshalb sollte man **täglich mindestens 1,5 Liter trinken**. Zum Ausgleich von Flüssigkeits- und Mineralstoffverlusten eignen sich mineralstoffreiche Heilwässer besonders gut.

Welche Wirkungen haben …

… kalziumreiche Heilwässer?
Kalziumreiche Heilwässer können Kalziummangel vermeiden oder beheben. Dadurch beugen sie auch Osteoporose vor oder unterstützen deren Behandlung. Bei Harnwegsinfekten können kalziumreiche Heilwässer ebenfalls helfen.

… magnesiumreiche Heilwässer?
Magnesiumreiche Heilwässer eignen sich dazu, einen erhöhten Magnesiumbedarf z. B. bei Sportlern sowie Schwangeren und Stillenden zu decken. Sie können einen Magnesiummangel verhindern oder beheben. Zugleich können sie Muskelkrämpfe sowie Kopfschmerzen oder Migräne lindern, sofern diese von einem Magnesiummangel herrühren. Auch bei Kalzium-Harnsteinen, Herz-Kreislauf-Problemen oder Diabetes können magnesiumreiche Heilwässer hilfreich sein.

… natriumreiche Heilwässer?
Natriumreiche Heilwässer sind ideal, um Flüssigkeitsverluste z. B. durch starkes Schwitzen schnell und effizient auszugleichen.

… fluoridreiche Heilwässer?
Fluoridreiche Heilwässer stärken die Zähne und können helfen, Karies vorzubeugen.

Das Wichtigste auf einen Blick

… hydrogenkarbonatreiche Heilwässer?
Hydrogenkarbonatreiche Heilwässer können Säureprobleme wie Sodbrennen, zu viel Magensäure oder einen Reizmagen lindern und einer Übersäuerung entgegenwirken. Sie können bestimmten Harnsteinen vorbeugen und die Behandlung bei diesen Harnsteinen sowie bei Harnwegsinfekten und Gicht unterstützen.

… sulfatreiche Heilwässer?
Sulfatreiche Heilwässer können bei Verdauungsbeschwerden helfen, unter anderem weil sie Leber, Galle und Bauchspeicheldrüse anregen. Da sie den Harn gezielt ansäuern, werden sie bei bestimmten Harnsteinen eingesetzt.

…. kohlensäurehaltige Heilwässer?
Kohlensäurereiche Heilwässer regen die Verdauung sanft an. Zugleich fördern sie die Ausscheidung des Harns und können so Harnwegsinfekten vorbeugen.

… kieselsäurereiche Heilwässer?
Kieselsäurereiche Heilwässer können den Aufbau von stabilen Knochen, Knorpeln und Bindegewebe unterstützen. Sie können zu gesunder Haut, Haaren und Nägeln beitragen. Möglicherweise kann ausreichend Kieselsäure auch das Risiko für Alzheimer verringern.

TABELLE 4
EIN HEILWASSER GILT ALS REICH AN …

Kalzium	ab ca. 250 mg/Liter
Magnesium	ab ca. 100 mg/Liter
Fluorid	ab ca. 1 mg/Liter
Hydrogenkarbonat	ab ca. 1.300 mg/Liter
Sulfat	ab ca. 1.200 mg/Liter
Kohlendioxid/Kohlensäure	ab ca. 1.000 mg/Liter bzw. ab 2.000 mg/Liter

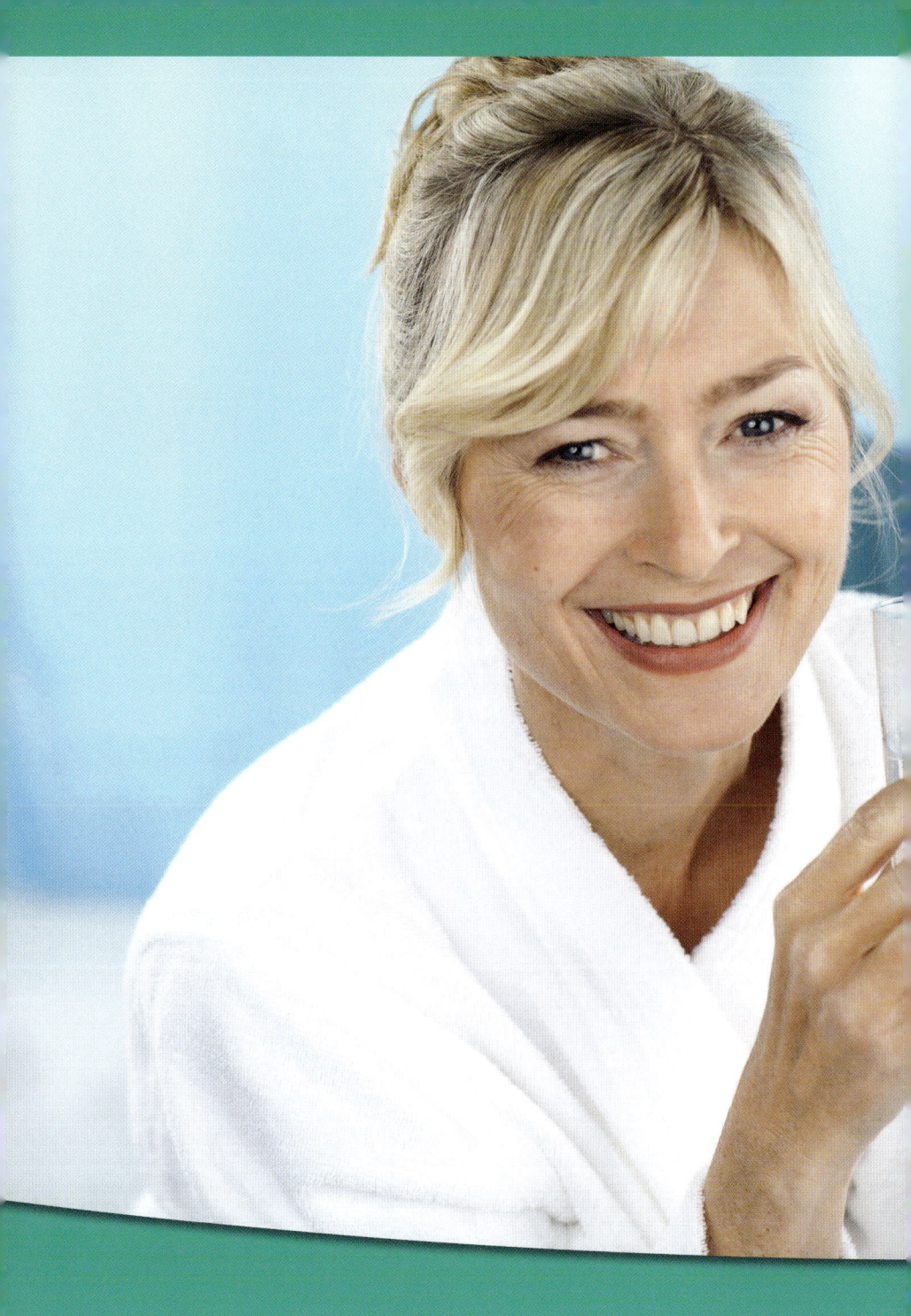

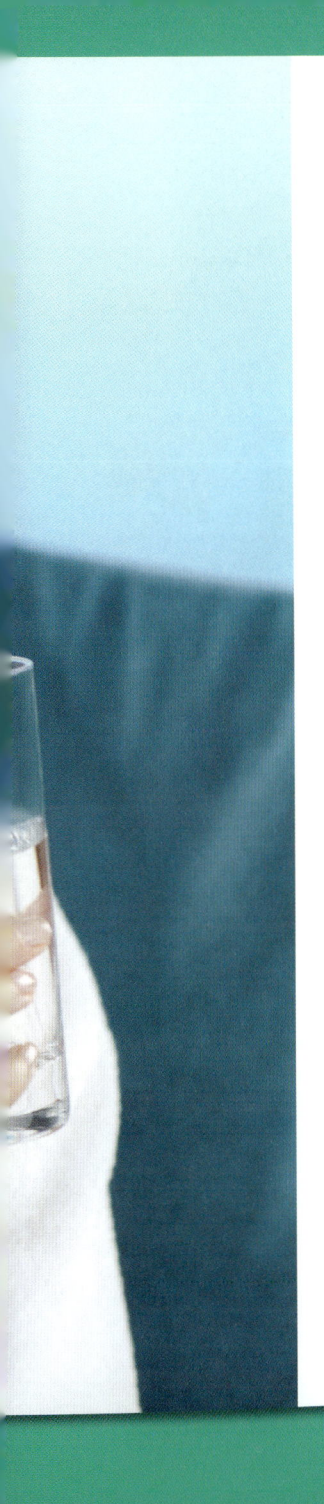

Anwendungsgebiete von Heilwässern

Heilwässer besitzen nachweislich vorbeugende, lindernde und heilende Wirkungen. Doch wofür und wie kann man sie nutzen? Einen umfassenden Überblick über die zahlreichen Anwendungsmöglichkeiten gibt dieses Kapitel.

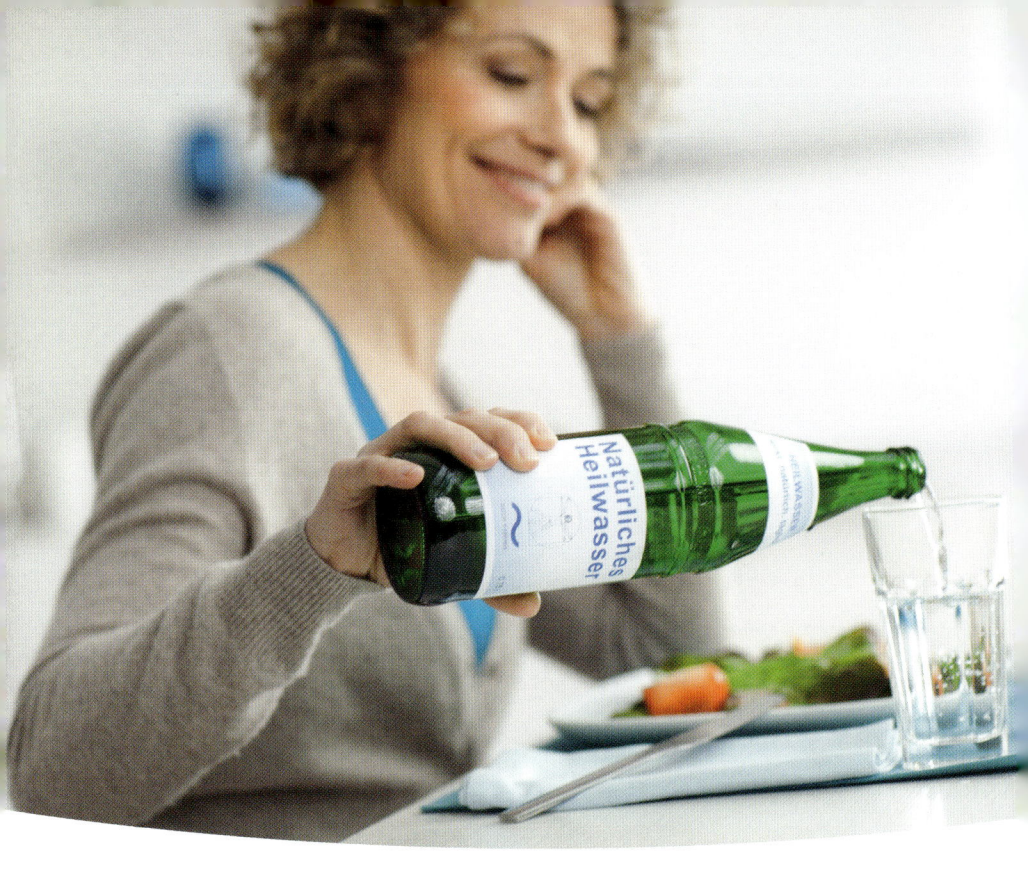

Was können Heilwässer?

> **INFO**
>
> **HEILWÄSSER KÖNNEN**
>
> - nachweislich vorbeugend, lindernd oder heilend wirken
> - lebenswichtige Mineralstoffe und Spurenelemente liefern
> - den Organismus vor dem Austrocknen schützen
> - für den Abtransport und die Ausscheidung von Stoffwechselprodukten sorgen
> - Stoffwechselvorgänge harmonisieren
> - Organfunktionen regulieren

Heilwässer werden schon seit Urzeiten angewendet, um die Gesundheit zu fördern und Beschwerden vorzubeugen, sie zu lindern oder zu heilen (s. S. 10 ff.). Heute sind die Wirkungen der Heilwässer sogar wissenschaftlich belegt. Je nach Zusammensetzung können Heilwässer bei einer Vielfalt gesundheitlicher Probleme eingesetzt werden. Verantwortlich für die Wirkungen sind oft nicht nur einzelne Inhaltsstoffe, sondern auch das einzigartige Zusammenspiel der verschiedenen Wirkstoffe in jedem Heilwasser.

Generelle Wirkungen von Heilwässern

Heilwässer wirken sowohl auf einzelne Organe als auch systemisch auf den ganzen Körper. Sie können Funktionen von Organen regulieren und Stoffwechselvorgänge harmonisieren. Heilwässer können zum einen kurzfristige Reize auf verschiedene Gewebe und Organe ausüben, zum anderen können sie aber auch bewirken, dass sich Organfunktionen und Stoffwechselvorgänge langfristig anpassen und normalisieren.

- Karies
- Sodbrennen
- zu viel Magensäure
- träge Verdauung
- Osteoporose
- Harnsteine und Harnwegsinfekte
- Übersäuerung
- Mineralstoffmangel

Anwendungen bei Mineralstoffmangel

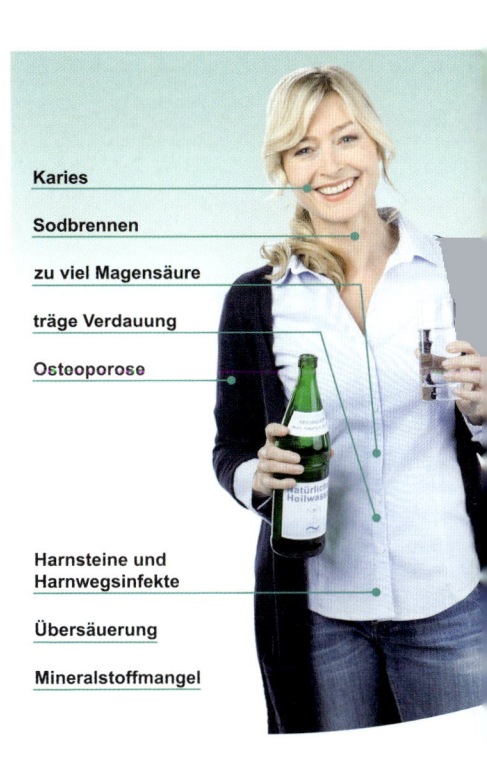

Kalziummangel und Osteoporose

Der Mineralstoff Kalzium spielt in unserem Körper eine starke Rolle. Denn Kalzium ist der wichtigste Baustein für stabile Knochen und Zähne. Insgesamt ist in unseren Knochen und Zähnen etwa ein Kilogramm Kalzium gespeichert. Das restliche eine Prozent des Kalziums ist in Blut und Gewebe unterwegs und erfüllt dort vielfältige Aufgaben. Kalzium ist notwendig, damit die Muskeln einwandfrei funktionieren und das Herz gleichmäßig schlägt. Es ist an der Blutgerinnung beteiligt und aktiviert Enzyme und Hormone.

Kalziummangel schwächt Knochen, Herz und Muskeln
Nehmen wir nicht genug Kalzium mit der Nahrung und über Getränke auf, muss der Körper das im Stoffwechsel benötigte Kalzium aus anderen Quellen beziehen. Dann greift er auf die Depots in den Knochen zurück. Er löst Kalzium aus den Knochen, wodurch diese an Stabilität verlieren. Auf diese Weise kann ein Kalziummangel langfristig zu Osteoporose, dem sogenannten Knochenschwund, führen. Darüber hinaus beeinträchtigt ein Kalziummangel das Funktionieren von Herz und Muskeln wie auch die Blutgerinnung.

Bei einem Kalziummangel löst der Körper Kalzium aus den Knochen.

Anwendungsgebiete von Heilwässern

Osteoporose = brüchige Knochen

Als Osteoporose bezeichnet man eine Störung des Knochenstoffwechsels. Bei dieser vor allem im Alter auftretenden Erkrankung wird vermehrt Knochenmasse abgebaut. Dadurch werden die Knochen porös und brechen leichter. Während in der Kindheit und Jugend mehr Knochenmasse auf- als abgebaut wird, überwiegen ab dem 35. Lebensjahr die Abbauprozesse. Dann verdoppelt sich das Risiko für Knochenbrüche mit jedem weiteren Lebensjahrzehnt. Frauen sind ab den Wechseljahren besonders gefährdet, da dann der Östrogenspiegel sinkt, wodurch der Knochenabbau zusätzlich beschleunigt wird.

> **INFO**
>
> ## JEDER ZWEITE ÜBER 75 HAT OSTEOPOROSE
>
> Je älter wir werden, desto stärker steigt das Risiko für brüchige Knochen. Jeder vierte Deutsche über 50 leidet an Osteoporose. Bei den über 75-Jährigen ist sogar mehr als jeder Zweite betroffen.

„Als Mädchen war Frau Köhler zart und klein. Sie machte sich nicht viel aus Essen, und damals gab es ja auch nicht so viel. Ihre fünf Geschwister liebten Milch, doch Frau Köhler mochte den Geschmack überhaupt nicht. Auch Käse war nicht ihr Ding. So aß sie eben Wurstbrot und trank den Kaffee schwarz. Kinofilme sind bis heute ihre große Leidenschaft, Sport dagegen weniger. Vor zwei Jahren konnte sie allerdings kaum mehr im Kinosessel sitzen wegen heftiger Rückenschmerzen. Der Arzt überprüfte die Knochendichte und stellte eine beginnende Osteoporose fest. Zum Glück war ihr Hausarzt auch mit natürlichen Methoden bestens vertraut. Um die Knochen zu stärken, empfahl er ihr, häufiger an der frischen Luft spazieren zu gehen und täglich mindestens einen Liter kalziumreiches Heilwasser zu trinken. Eigentlich ganz simple Maßnahmen, aber anscheinend wirkungsvoll. Die letzte Kontrollmessung zeigte jedenfalls, dass die Knochen von Frau Köhler nicht weiter abgebaut, sondern eher etwas fester geworden waren."

Das können Sie für Ihre Knochen tun

Um Osteoporose vorzubeugen, sollten wir die Festigkeit unserer Knochen in jeder Lebensphase optimal unterstützen. Die Knochen sind umso dichter, stabiler und belastbarer, je mehr Kalzium sie enthalten. Deshalb ist es erforderlich, sie ein Leben lang ausreichend mit diesem Mineralstoff zu versorgen, in der Jugend ebenso wie im Alter.

Anwendungen bei Mineralstoffmangel

Außerdem wichtig für stabile Knochen

Ausreichende Sonneneinstrahlung stärkt die Knochen, denn Licht sorgt dafür, dass in der Haut Vitamin D gebildet wird. Und Vitamin D steuert die Einlagerung von Kalzium in die Knochen. Alternativ kann Vitamin D aus fettem Fisch, Avocado, Eiern oder Milchprodukten aufgenommen werden. Auch Kieselsäure bildet einen zentralen Baustein von Knochen und Knorpeln (mehr dazu im Kapitel „Inhaltsstoffe und Wirkungen von Heilwässern", s. S. 39 f.). Zum Schutz der Knochen sollte zudem eine Übersäuerung des Körpers vermieden werden. Denn der Körper löst Kalzium aus den Knochen, um eine säurebetonte Stoffwechselsituation auszugleichen. Ein Übermaß an Säuren kann durch Hydrogenkarbonat neutralisiert werden (s. S. 35 f.). Nicht zuletzt fördert ausreichend Bewegung die Stabilität der Knochen. Durch die Beanspruchung des Körpers wird die Produktion von Knochenmasse angeregt. Auch eine ausgewogene Ernährung sowie der Verzicht aufs Rauchen tragen zu gesunden Knochen bei.

> **TIPP**
>
> ### SIEBEN JAHRE JÜNGERE KNOCHEN MIT KALZIUM
>
> Ältere Menschen, die täglich einen Liter Wasser mit 400 Milligramm Kalzium trinken, können die Knochendichte eines um sieben Jahre jüngeren Menschen erreichen. Das haben Wissenschaftler errechnet, nach Auswertung einer großen Studie mit über 4.400 älteren Frauen.

Wie viel Kalzium brauchen wir?

Wie viel Kalzium wir brauchen, hängt vor allem vom Alter und der körperlichen Aktivität ab. Laut Empfehlungen der Deutschen Gesellschaft für Ernährung (DGE) benötigen Erwachsene mindestens 1.000 Milligramm pro Tag. Jugendliche zwischen 13 und 19 Jahren haben einen Bedarf von 1.200 Milligramm täglich. Für an Osteoporose erkrankte sowie für körperlich schwer arbeitende Menschen oder Sportler empfehlen Wissenschaftler bis zu 1.500 Milligramm Kalzium pro Tag.

Übrigens: Kalzium muss stetig zugeführt werden, denn etwa ein Viertel des Kalziums, das wir zu uns nehmen, geht mit Urin, Stuhl und Schweiß wieder verloren.

SPEZIAL

Ideale Kalziumquelle für Veganer

Pflanzenköstler, die keine Milch und Milchprodukte essen, können kalziumreiches Heilwasser trinken, um ausreichend mit dem wichtigen Knochenbaustoff Kalzium versorgt zu sein. Im Gegensatz zu Vegetariern, die nur auf Fleisch und Fisch verzichten, ernähren sich Veganer ausschließlich von pflanzlichen Produkten und essen beispielsweise auch keine Eier oder Milch. Deshalb weisen viele Veganer eine geringere Knochenmasse auf als die Durchschnittsbevölkerung. Dies führt auch häufiger zu Knochenbrüchen, wie Studien ergaben. Diesem Risiko können Veganer durch zusätzliches Kalzium entgegenwirken.

Veganer riskieren häufigere Knochenbrüche

Eine große britische Studie zeigte, dass Veganer deutlich häufiger einen Knochenbruch erleiden als Fleischesser, Fischesser oder Vegetarier. Waren bei den Vegetariern nur fünf Prozent betroffen, wurde bei 6,6 Prozent der Veganer ein Knochenbruch verzeichnet. Gleichzeitig wurde jedoch nachgewiesen, dass Veganer mit ausreichender Kalziumzufuhr sich entsprechend seltener die Knochen brachen.

92 Prozent erreichen die Kalzium-Empfehlung nicht

Die Deutsche Gesellschaft für Ernährung (DGE) empfiehlt Erwachsenen, täglich 1.000 mg Kalzium aufzunehmen. Für Jugendliche beträgt die Empfehlung sogar 1.200 mg. In der britischen Studie erreichten jedoch nur 8 Prozent der Veganer die Empfehlungen. Bei den anderen Ernährungsgruppen schafften dies immerhin fast zwei Drittel der Teilnehmer.

Kalziumspender: Heilwasser statt Milch

Da für Veganer Milch und Milchprodukte als klassische Kalziumlieferanten wegfallen, sollten sie diese unbedingt durch andere Kalziumquellen ersetzen. Vegane Lebensmittel, die relativ viel Kalzium enthalten, sind Nüsse und Hülsenfrüchte sowie einige Gemüsesorten. Zusätzlich bieten sich kalziumreiche Heilwässer als ideale Kalziumspender an, da sie den Knochenmineralstoff in größeren Mengen und in gut verfügbarer Form liefern können.

Anwendungen bei Mineralstoffmangel

TABELLE 5
EIN GRAMM KALZIUM STECKT IN ...

Menge	Nahrungsmittel	Energiegehalt
2 l	Heilwasser (500 mg Kalzium pro Liter)	0 kcal
100 g	Emmentaler (45 % Fett i. Tr.)	400 kcal
850 g	Milch	570 kcal
500 g	Grünkohl	185 kcal
800 g	Spinat	110 kcal
130 g	Sesamsamen	730 kcal
400 g	Mandeln	2.300 kcal
2.000 g	Karpfen	2.500 kcal
2.500 g	Leberwurst	11.150 kcal

Gut mit Kalzium versorgt durch Heilwässer
Kalziumreiche Heilwässer können ganz wesentlich zur Versorgung mit Kalzium beitragen. Als kalziumreich gilt ein Heilwasser ab etwa 250 Milligramm Kalzium pro Liter. Das Bundesinstitut für Arzneimittel hat kalziumreiche Heilwässer ausdrücklich als wirksam zur Behandlung bei Kalziummangel und Osteoporose anerkannt. Mit ihnen kann ein Mangel an diesem Mineralstoff verhindert oder behoben werden. Bei bereits bestehender Osteoporose ist es möglich, die Behandlung wirkungsvoll zu unterstützen.

Vorteile von Kalzium aus Heilwässern
- **Gut bioverfügbar:** Das natürliche Kalzium im Heilwasser wird vom Körper mindestens so gut aufgenommen und verwertet wie das Kalzium aus Milch und Milchprodukten. Es ist erheblich besser verfügbar als Kalzium aus grünem Gemüse.
- **Leichter anzuwenden:** Kalziumreiche Heilwässer können Kalziumtabletten oft ersetzen. Anders als bei Tabletten muss man hier nicht zu

Anwendungsgebiete von Heilwässern

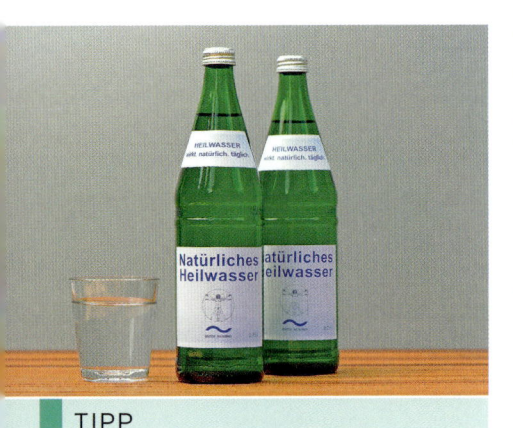

> **TIPP**
>
> **KLEINE PORTIONEN**
>
> Am besten trinken Sie das Heilwasser in mehreren Portionen über den Tag verteilt. Denn regelmäßige kleine Kalziummengen sorgen dafür, dass der Mineralstoff vom Körper optimal aufgenommen wird.

bestimmten Zeiten an die Einnahme denken. Es müssen keine unbequemen Tabletten geschluckt werden. Man ersetzt einfach das Wasser, das man üblicherweise trinkt, durch ein kalziumreiches Heilwasser und genießt täglich einen Liter davon.

- **Gleichmäßig verteilt:** Mit Heilwässern kann man Kalzium gut über den Tag verteilt zu sich nehmen. Je gleichmäßiger die Kalziummenge verteilt ist, desto besser wird es vom Körper aufgenommen.
- **Keine Kalorien:** Milch und Milchprodukte sind zwar gute Kalziumlieferanten, doch sie haben auch relativ viele Kalorien. Kalziumreiche Heilwässer liefern dagegen reichlich Kalzium ganz ohne Kalorien.
- **Mehr Flüssigkeit:** Ganz nebenbei tragen Heilwässer dazu bei, die Flüssigkeitszufuhr zu erhöhen.

So wenden Sie Heilwässer bei Kalziummangel/Osteoporose an
Ein bis zwei Liter kalziumreiches Heilwasser sollten pro Tag getrunken werden, um den Kalziumbedarf zu decken und einem Mangel vorzubeugen. Bei bereits bestehendem Kalziummangel und zur begleitenden Behandlung bei Osteoporose sollten Sie darauf achten, dass die tägliche Trinkmenge des Heilwassers 500 bis 1.000 Milligramm Kalzium enthält.

Magnesiummangel

Magnesium steckt praktisch in allen Körperzellen und Körperflüssigkeiten und erfüllt vielfältige Funktionen. Es leitet Nervenreize weiter, steuert den Herzrhythmus und die Bewegung unserer Muskeln. Magnesium wird im Energiestoffwechsel ebenso gebraucht wie im Zuckerstoffwechsel. Es aktiviert zahlreiche Enzyme und ist zum Aufbau von Eiweißen, Zellen und Knochen erforderlich. Entsprechend umfangreich ist auch die Liste der möglichen Mangelerscheinungen. Häufig treten mehrere Symptome gemeinsam auf.

Unspezifische Symptome

Ein Magnesiummangel kann sich zunächst durch sehr unspezifische Symptome bemerkbar machen. Dann sinkt die Leistungsfähigkeit, man ist schneller müde und erschöpft, kann sich schlechter konzentrieren und ist eventuell leichter reizbar. Auch Schwäche und Schwindel kommen vor.

Muskelkrämpfe, Muskelzittern und Verspannungen

Da Magnesium nötig ist, um die Muskelbewegung zu aktivieren, kann ein Mangel zu Muskelkrämpfen, -zittern und -verspannungen führen. Magnesiumreiche Heilwässer können die bei vielen Sportlern beliebten Magnesiumtabletten ersetzen und sportlich aktive Menschen zugleich mit Flüssigkeit versorgen. Studien zufolge kann zusätzliches Magnesium auch die Anzahl nächtlicher Wadenkrämpfe senken.

Heilwässer sind ideal als Magnesiumquelle für Sportler.

Kopfschmerzen, Migräne und Depressionen

Zahlreiche Studien stellen einen Zusammenhang her zwischen der Versorgung mit Magnesium und bestimmten Arten von Kopfschmerzen und Migräne sowie Ängsten und depressiven Verstimmungen bis hin zu Depressionen. Beispielsweise konnte in Untersuchungen ausreichend Magnesium einem auf Licht reagierenden Kopfschmerz vorbeugen oder die Häufigkeit und Schwere von Migräne ohne Aura reduzieren. Zu wenig Magnesium wurde teilweise auch bei Menschen mit Ängsten oder Depressionen festgestellt. Dagegen konnte genügend Magnesium, verbunden mit einem Kalzium-Magnesium-Verhältnis von 2:1, in einer Studie das Risiko für depressive Verstimmungen senken. Auch das Auftreten von Depressionen konnte in Studien durch ausreichend Magnesium verhindert werden, oder die Beschwerden konnten zumindest abgemildert werden. Liegt den genannten Störungen ein Magnesiummangel zugrunde, können magnesiumreiche Heilwässer möglicherweise zur Vorbeugung und Behandlung der Probleme beitragen.

Herz und Kreislauf

Da Magnesium die Aktivität des Herzmuskels reguliert, kann ein Magnesiummangel Herz-Kreislauf-Probleme begünstigen. Ausreichend Magnesium verbessert dagegen den Stoffwechsel des Herzmuskels und hilft,

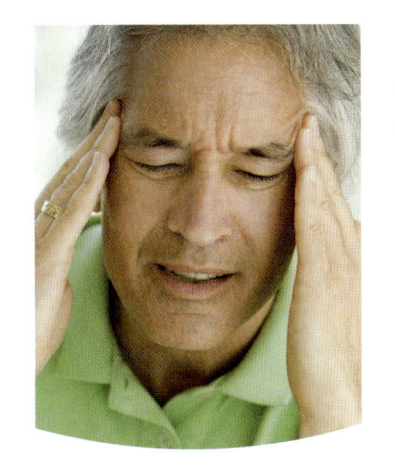

Anwendungsgebiete von Heilwässern

Herz und Gefäße zu schützen. Laut Studien kann zusätzliches Magnesium positiv bei Herzrhythmusstörungen wirken und das Risiko für Arteriosklerose und Bluthochdruck senken. Eine weitere Untersuchung hat ergeben, dass höhere Magnesiumkonzentrationen im Blut das Risiko für plötzlichen Herztod um ein Drittel verringern und bei der Behandlung von Erkrankungen der Herzkranzgefäße helfen können. Eine andere zeigt, dass ein höherer Magnesiumgehalt im Wasser mit einer geringeren Sterblichkeit durch Herz-Kreislauf-Erkrankungen einhergeht. Viele Forscher meinen deshalb, dass die Gabe von zusätzlichem Magnesium bzw. die ausreichende Zufuhr mit Nahrung und Getränken sinnvoll sei, um den weitverbreiteten Herz-Kreislauf-Erkrankungen vorzubeugen. Mithilfe magnesiumreicher Heilwässer lässt sich die Magnesiumzufuhr problemlos und wirksam steigern. Mehr zur Anwendung von Heilwässern bei Herz-Kreislauf-Problemen finden Sie auf S. 76 f.

> **TIPP**
> ## ZUM ESSEN TRINKEN
> Die gute Bioverfügbarkeit des Magnesiums aus Wasser wird noch gesteigert, wenn Sie es beim Essen gemeinsam mit anderen Lebensmitteln zu sich nehmen.

Diabetes mellitus und Folgeerkrankungen

Immer mehr Studien belegen, dass Magnesium bei der Entwicklung von Diabetes mellitus und dessen Folgekrankheiten eine wichtige Rolle spielt. So wurde festgestellt, dass Diabetiker auffällig oft unter Magnesiummangel leiden. Eine groß angelegte Studie ergab: Je höher die Magnesiumzufuhr, desto geringer ist das Risiko, an Diabetes zu erkranken. Es zeigte sich, dass Magnesium die Wirkung des Blutzucker regulierenden Hormons Insulin verbessert und so den Blutzuckerspiegel senkt. So kann ausreichend Magnesium bei gesunden Menschen die Entwicklung von Diabetes verhindern oder hinauszögern. Bei Diabetikern kann der Blutzuckerspiegel gesenkt werden, wodurch Folgeerkrankungen wie Netzhauterkrankungen oder Nierenschäden vermieden werden können. Da Diabetes häufig mit Übergewicht einhergeht, sind magnesiumreiche Heilwässer ideal als kalorienfreie Möglichkeit, zusätzliches Magnesium aufzunehmen. Mehr zur Anwendung bei Diabetes mellitus lesen Sie auf S. 71 ff.

So wenden Sie magnesiumreiche Heilwässer an
Um die empfohlene Menge an Magnesium aufzunehmen und einem Mangel vorzubeugen, sollten täglich ein bis zwei Liter magnesiumreiches

Heilwasser getrunken werden. Zum Beheben eines bereits bestehenden Magnesiummangels sollte das pro Tag getrunkene Heilwasser ca. 300 Milligramm Magnesium enthalten. Magnesiumreiche Heilwässer werden idealerweise über den Tag verteilt und zu den Mahlzeiten getrunken.

Karies und Fluorid

Zahnkaries ist in Deutschland sehr verbreitet. Nur ein Prozent der erwachsenen Deutschen besitzt ein völlig kariesfreies Gebiss. Bei den Jugendlichen erfreuen sich heute jedoch bereits 46 Prozent gesunder Zähne ohne Karies. Bei Kindern bis zwölf Jahren sind es sogar 70 Prozent. Dies ist sowohl auf eine verbesserte Zahnhygiene als auch auf Fluoridierungsmaßnahmen wie z. B. Fluoridtabletten für Säuglinge und Fluoridzusätze in Salz und Brot zurückzuführen.

Immer weniger Karies durch bessere Mundhygiene und Fluoridierung

Kariesbakterien mögen Kohlenhydrate

Karies entsteht durch Bakterien, die Kohlenhydrate aus der Nahrung wie z. B. Zucker und Stärke zu Säuren abbauen. Diese Säuren greifen, ebenso wie Säuren aus sauren Lebensmitteln, den Zahnschmelz an. Ob tatsächlich Karieslöcher entstehen, hängt jedoch nicht nur von der Ernährung ab, sondern auch davon, wie gut die Zähne geputzt werden und wie widerstandsfähig der Zahnschmelz ist.

Fluorid stärkt den Zahnschmelz

Fluorid dient einerseits als wichtiger Baustein für die Zähne. Das aus Nahrung und Getränken sowie aus fluoridhaltigen Zahnpflegemitteln aufgenommene Fluorid wirkt jedoch vor allem direkt im Mund. Aus dem Fluorid bildet sich an den Zähnen eine Schicht aus Fluorapatit, die besonders widerstandsfähig gegenüber Säuren ist und den Zahnschmelz stärkt. Zugleich kann Fluorid kleine Säureschäden an den Zähnen reparieren, indem es das Wiedereinlagern von Mineralstoffen (Remineralisierung) fördert. Nicht zuletzt hemmt Fluorid die Kariesbakterien und vermindert so die Produktion zahnschädigender Säuren.

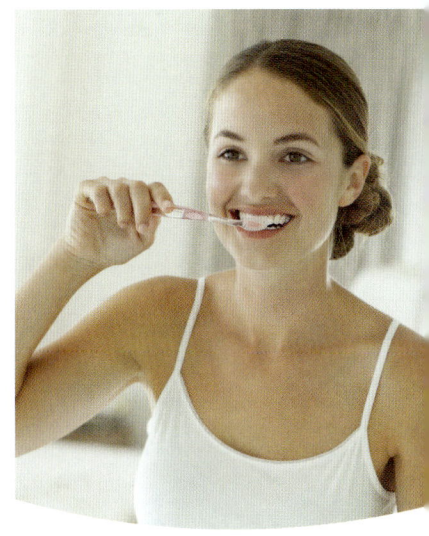

Anwendungsgebiete von Heilwässern

Fluoridierung verbessert die Zahngesundheit

Zahlreiche Studien zeigen, dass die Menschen in der Regel gesündere Zähne haben, wenn ihr Trinkwasser ausreichend Fluorid enthält. 90 Prozent des deutschen Leitungswassers sind jedoch mit Gehalten unter 0,3 Milligramm pro Liter arm an Fluorid. Damit nehmen die Deutschen weniger Fluorid auf, als es zur Vorbeugung von Karies nötig wäre, meint das Bundesinstitut für Risikobewertung (BfR). In Irland sowie in Teilen Großbritanniens und der USA wird das Leitungswasser fluoridiert, um die Zahngesundheit der Bevölkerung zu verbessern.

Fluorid aus Heilwässern

Neben einer gesunden Ernährung und einer guten Zahnhygiene können fluoridreiche Heilwässer ab etwa einem Milligramm Fluorid pro Liter dazu beitragen, die Zähne vor Karies zu schützen. Regelmäßig über den Tag getrunken, können sie die Zähne widerstandsfähiger machen. Um Karies vorzubeugen, sollte die tägliche Trinkmenge des Heilwassers ein bis zwei Milligramm Fluorid enthalten. Bei einem Fluoridgehalt von einem Milligramm pro Liter entspricht das einem bis zwei Litern Heilwasser.

> **INFO**
>
> ## HINWEIS: KOMPLETTE FLUORID-AUFNAHME BERÜCKSICHTIGEN
>
> Wie bei vielen anderen Stoffen, kommt es auch bei Fluorid auf die richtige Dosierung an. Regelmäßige kleine Mengen verbessern die Zahngesundheit. Dauerhaft zu viel Fluorid kann jedoch weiße Flecken auf den Zähnen verursachen (Dentalfluorose). Wird Fluorid über einen längeren Zeitraum deutlich überdosiert, können weitere unerwünschte Nebenwirkungen die Folge sein. Deshalb sollte immer die gesamte aufgenommene Fluoridmenge berücksichtigt werden, sowohl aus Nahrung und Getränken als auch aus fluoridhaltigen Zahncremes, Zahngel, Zahnlack oder Fluoridtabletten. Die Deutsche Gesellschaft für Ernährung (DGE) empfiehlt für Frauen insgesamt 3,1 Milligramm Fluorid pro Tag und für Männer 3,8 Milligramm.

Anwendungen Verdauung

Verdauungsbeschwerden

Auch wenn man nicht gern darüber spricht: Sehr viele Menschen haben Probleme mit ihrer Verdauung. Schätzungen zufolge leidet in Deutschland etwa jeder Fünfte zumindest zeitweise unter Verstopfung. Auch Völlegefühl oder Blähungen sind weitverbreitet. Meistens liegt dies an

Anwendungen Verdauung

unregelmäßigem, zu schwerem und ungesundem Essen. Zudem schlägt uns der hektische und stressige Alltag oft auf die Verdauung. Auch zu wenig Flüssigkeit kann den Darm lahmlegen. Bei Menschen, die meist am Schreibtisch, im Auto oder vor dem Fernseher sitzen und sich selten bewegen, kommt ein träger Darm besonders häufig vor.

Sulfat macht den Stuhl geschmeidig

Wer seine Verdauung wieder in Schwung bringen will, kann gezielt sulfatreiche Heilwässer trinken. Sulfat ist eine natürliche Schwefelverbindung, die schon unsere Vorfahren wegen ihrer verdauungsfördernden Wirkung schätzten. Es wird sehr langsam vom Darm aufgenommen. Zudem bindet Sulfat viel Wasser und macht dadurch den Stuhl weicher und geschmeidiger. Das größere Volumen des Stuhls regt wiederum die Darmbewegung an.

Sulfat wird schon lange als traditionelles Mittel genutzt, um die Verdauung anzuregen.

Sulfat fördert Verdauungssäfte

Wenn nicht ausreichend Verdauungssäfte im Magen-Darm-Trakt vorhanden sind, wird die Nahrung nur unvollständig verdaut. Dann plagen uns häufig Völlegefühl oder Blähungen. Sulfat reizt sanft die Darmschleimhaut. Dadurch werden Hormone ausgeschüttet, die Galle, Bauchspeicheldrüse und Leber anregen und auf diese Weise dafür sorgen, dass mehr Verdauungssäfte produziert werden. So bringt Sulfat die gesamte Verdauung wieder auf Trab.

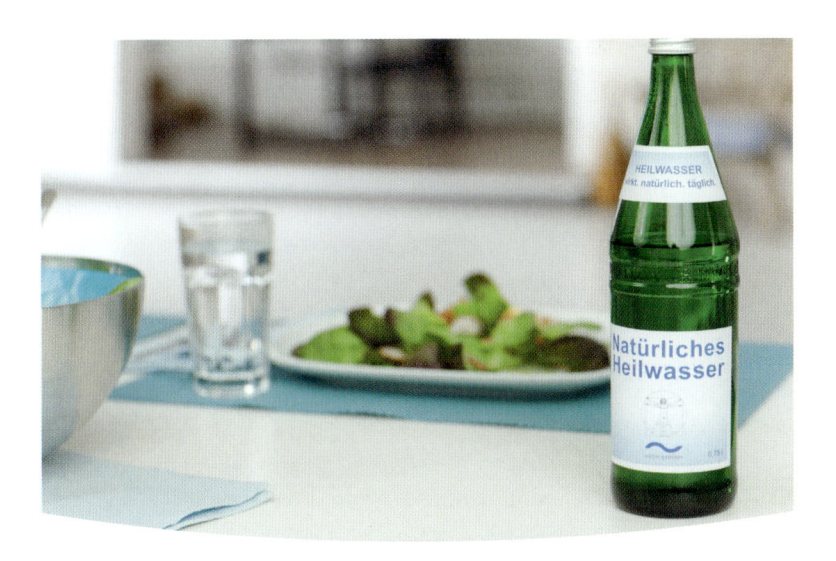

Anwendungsgebiete von Heilwässern

Plus: viel Flüssigkeit, Kohlensäure, Kalzium und Magnesium
Heilwässer enthalten wenig Kohlensäure, die sehr sanft wirkt. Sie übt einen leichten Reiz auf Magenwand und Schleimhäute aus und trägt so dazu bei, dass der Magen schneller entleert und der Weg durch den Darm beschleunigt wird. Kalzium und Magnesium, die in vielen Heilwässern reichlich vorkommen, unterstützen die verdauungsfördernde Wirkung zusätzlich. Nicht zuletzt fördert die mit Heilwässern aufgenommene Flüssigkeit einen weichen Stuhl und verbessert den Transport und die Ausscheidung des Darminhalts.

So wenden Sie Heilwässer bei Verdauungsbeschwerden an
Bei leichten Verdauungsproblemen kann vielleicht schon ein kohlensäurehaltiges Heilwasser die Verdauung etwas anregen. Um den Darm auf natürliche Weise, aber sanft und zugleich wirkungsvoll anzukurbeln, empfehlen sich Heilwässer ab etwa 1.200 Milligramm Sulfat pro Liter. Wer Verdauungsproblemen vorbeugen oder wiederkehrende leichte Beschwerden loswerden möchte, kann das sulfathaltige Heilwasser dauerhaft verwenden. Dazu trinken Sie am besten dreimal täglich 300 bis 500 Milliliter. Bei Heilwässern mit 1.200 bis 1.600 Milligramm Sulfat pro Liter tritt die Wirkung nach und nach auf sanfte Weise ein. Bitte beachten Sie auch die Dosierungsanleitung auf dem Flaschenetikett. Bei Anwendung nach den Empfehlungen auf dem Etikett sind keine Nebenwirkungen zu erwarten.

> **TIPP**
>
> **TRINKKUR BEI VERDAUUNGSPROBLEMEN**
>
> Wenn Sie dauerhaft unter Verdauungsbeschwerden leiden, sollten Sie vielleicht einmal eine mehrwöchige Trinkkur mit sulfatreichem Heilwasser probieren. Denn diese trainiert die Verdauungsorgane auf natürliche Weise und kann dafür sorgen, dass sie mit der Zeit wieder normal funktionieren. Trinken Sie vier bis sechs Wochen lang jeden Tag eine bis zwei Flaschen sulfatreiches Heilwasser zusätzlich zu ihren normalen Getränken. Die Wirkung lässt sich weiter verstärken, wenn Sie das sulfatreiche Heilwasser morgens vor dem Frühstück trinken.

„Johannes S. plagte immer wieder ein unangenehmes Problem: Der viel beschäftigte Abteilungsleiter eines großen Telekommunikationsunternehmens konnte manchmal über mehrere Tage nicht zur Toilette. Der Bauch drückte und schmerzte dann oft so, dass er sich am Rechner kaum konzentrieren konnte. Von den unangenehmen Geräuschen und Gerüchen ganz zu schweigen. Johannes S. hoffte nur, dass niemand etwas merkte. Aber *eines Tages sprach ihn seine Mutter darauf an. Er solle es doch mal mit natürlichen Mitteln probieren. Doch davon hielt Herr S. nichts und zum Arzt wollte er auch nicht. Kurzerhand stellte seine resolute Mutter ihm einen Kasten mit sulfathaltigem Heilwasser hin. „Dann trink wenigstens dieses Wasser!" Okay, er trank sowieso zu wenig, also nahm er jeden Tag eine Flasche mit ins Büro. Und siehe da, bereits nach kurzer Zeit bewegte sich etwas in seinem Darm. So ist Johannes S. inzwischen vollständig auf das Heilwasser als Alltagsgetränk umgestiegen. Dabei hat sich mit der Zeit seine Verdauung wieder weitgehend normalisiert."*

Gallensteine

Gallensteine kommen bei etwa zehn bis 15 Prozent der Erwachsenen vor. Frauen leiden doppelt so häufig darunter wie Männer. Meistens verursachen die Steine keine Beschwerden, doch wenn sie festsitzen oder den Gallenfluss behindern, können sie unangenehme Entzündungen und Koliken hervorrufen. In der Regel müssen Gallensteine nur behandelt werden, wenn Schmerzen auftreten. Sulfatreiche Heilwässer können dazu beitragen, die Gallenblase zu stimulieren. Studien zufolge kann dies helfen, das Risiko für Gallensteine zu senken.

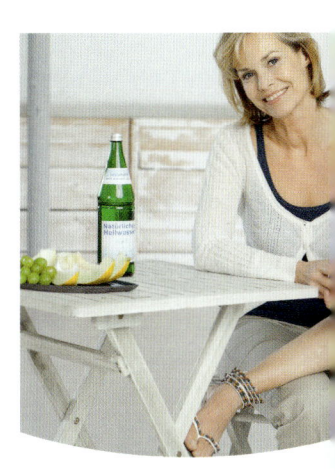

Wie entstehen Gallensteine?
Gallensteine bilden sich, wenn die Balance der Inhaltsstoffe in der Gallenflüssigkeit nicht stimmt, sodass einige Bestandteile auskristallisieren. Diese können sich in der Gallenblase festsetzen und Entzündungen verursachen. Gallensteine haben vielfältige Ursachen. Dazu zählen eine genetische Veranlagung, Übergewicht, eine Schwangerschaft und verschiedene Erkrankungen. Auch fettreiche Ernährung, häufige Verstopfung und wenig Bewegung begünstigen die Bildung von Gallensteinen. Veränderungen im Stoffwechsel der Gallensäuren und eine geringere Aktivität der Gallenblase lösen letztlich die Bildung von Steinen aus.

Sulfat kann den Gallenfluss anregen
Dass Sulfat die Verdauungsorgane anregt und die Verdauung ankurbelt, konnte bereits in vielen Studien bestätigt werden. Ergänzende Studien untersuchten speziell den Einfluss auf das Gallensteinrisiko. Sie zeigten, dass

sulfatreiche Heilwässer die Leber anregen, mehr Gallenflüssigkeit zu bilden. Gleichzeitig wurde die Gallenblase (in der sich die Gallenflüssigkeit sammelt) stimuliert, mehr Gallenflüssigkeit auszuschütten. Dadurch wurden die Gallenwege besser durchspült und die Gallensäuren häufiger erneuert. Dies trägt dazu bei, das Risiko für Gallensteine zu senken, so die Wissenschaftler.

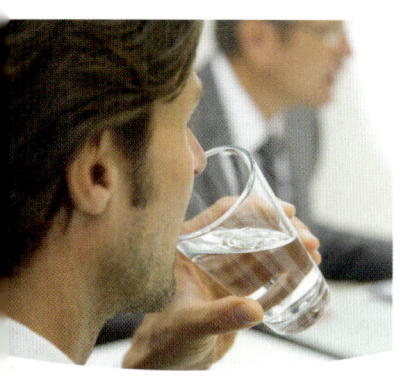

So wenden Sie sulfatreiche Heilwässer bei Neigung zu Gallensteinen an

Als sulfatreich gelten Heilwässer mit mindestens 1.200 Milligramm Sulfat pro Liter. Zur Anregung der Gallentätigkeit sollten dreimal täglich 300 bis 500 Milliliter sulfatreiches Heilwasser getrunken werden. Bitte beachten Sie auch die Dosierungsanleitung auf dem Flaschenetikett. Bei Anwendung nach den Empfehlungen auf dem Etikett sind keine Nebenwirkungen bekannt.

Galle, Leber und Bauchspeicheldrüse

Galle, Leber und Bauchspeicheldrüse spielen eine wesentliche Rolle im Verdauungssystem. Sie produzieren Enzyme und Hormone, die nötig sind, um unsere Nahrungsmittel zu verdauen und in ihre Bestandteile zu zerlegen. Nur so kann unser Körper die wertvollen Nährstoffe nutzen. Heilwässer mit viel Sulfat können diese Organe anregen und in ihrer Funktion unterstützen.

Die Bauchspeicheldrüse produziert auch das wichtige Hormon Insulin.

Die **Bauchspeicheldrüse** sitzt kurz hinter dem Magen am oberen Dünndarm. Ihr Verdauungssaft enthält viel Hydrogenkarbonat, um die Magensäure zu neutralisieren. Zugleich befinden sich darin zahlreiche Enzyme, die Eiweiße, Fette und Kohlenhydrate aus der Nahrung spalten. Die Bauchspeicheldrüse produziert zudem das wichtige Hormon Insulin. Insulin sorgt dafür, dass die Zuckerbausteine der Nahrung aus dem Blut in die Körperzellen geschleust werden. Fehlt Insulin oder ist es nicht in ausreichender Menge vorhanden, bleibt der Blutzuckerspiegel dauerhaft erhöht, und es entsteht ein Diabetes mellitus.

Die **Leber** erfüllt zahlreiche wichtige Funktionen im Stoffwechsel. Sie reguliert den Zucker-, Fett- und Eiweißstoffwechsel. Zugleich produziert sie lebenswichtige Eiweiße und speichert z. B. Blut, Zucker und Eisen. Als

Anwendungen Verdauung

Entgiftungsorgan sorgt sie dafür, dass Stoffwechselprodukte, Medikamente und Giftstoffe abgebaut und ausgeschieden werden. Auch die Gallenflüssigkeit wird in der Leber produziert.

Die **Gallenblase** speichert die von der Leber gebildete Gallenflüssigkeit und schüttet sie bei Bedarf aus. Die kräftig gelbe Gallenflüssigkeit trägt entscheidend zur Fettverdauung bei, da sie die Fette aus der Nahrung in feinste Kügelchen zerteilt. Dadurch kann das Fett besser abgebaut und verwertet werden.

Sulfat fördert Verdauungssäfte
Wenn Bauchspeicheldrüse, Leber und Galle nicht genügend Verdauungssäfte bilden, wird die Nahrung oft nur unvollständig verdaut. Hier kann Sulfat helfen, Galle und Bauchspeicheldrüse in Schwung zu bringen. Sulfat-Ionen werden kaum vom Körper aufgenommen und erzeugen im Magen-Darm-Trakt ein osmotisches Gefälle zwischen hoher und niedriger Konzentration der Stoffe. Dieses stimuliert Darm, Galle und Bauchspeicheldrüse und regt sie dazu an, mehr Verdauungsenzyme und -hormone zu bilden. So kann die Ausschüttung von Gallenflüssigkeit auf das Doppelte gesteigert werden. Auch die Produktion der Bauchspeicheldrüse lässt sich deutlich erhöhen.

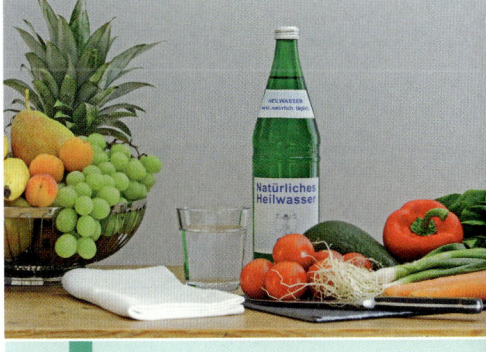

> **INFO**
>
> ## WIRKUNGEN SULFATREICHER HEILWÄSSER
>
> - regen die Funktion der Bauchspeicheldrüse an
> - regen die Funktion von Leber und Gallenblase an
> - fördern den Gallefluss
> - durchspülen die Gallenwege

So wenden Sie sulfatreiche Heilwässer an
Heilwässer mit hohem Gehalt an Sulfat ab ca. 1.200 Milligramm pro Liter können bei funktionellen Gallen- und Bauchspeicheldrüsen-Erkrankungen sowie bei Verdauungsbeschwerden unterstützend eingesetzt werden. Dafür können die sulfathaltigen Heilwässer zeitlich begrenzt z. B. über vier bis sechs Wochen getrunken werden. Sie sind aber auch zum Dauergebrauch geeignet. Die Wirksamkeit sulfathaltiger Heilwässer ist ab einem Sulfatgehalt von 1.200 Milligramm pro Liter wissenschaftlich nachge-

Anwendungsgebiete von Heilwässern

wiesen. Am besten trinken Sie zusätzlich zu Ihren normalen Getränken dreimal täglich jeweils etwa eine halbe Stunde vor den Mahlzeiten ca. 300 bis 500 Milliliter.

Sodbrennen und saurer Magen (Dyspepsie)

Nahezu jeder zweite Deutsche leidet unter zu viel Magensäure.

Säureprobleme plagen etwa ein Viertel bis die Hälfte der Deutschen. Sei es als saures Aufstoßen oder als scharfes Brennen im Hals. Auch Völlegefühl, Bauchdrücken oder Magenschmerzen nach dem Essen können Folge von zu viel Säure sein. Etwa ein Drittel der Betroffenen geht wegen der Beschwerden zum Arzt. Auslöser für die oben genannten Beschwerden, die von Ärzten auch als Dyspepsie bezeichnet werden, ist oft zu viel Magensäure. Sie greift die Magenschleimhaut an. Ist zudem der Schließmuskel am oberen Mageneingang geschwächt, kann beim sauren Aufstoßen Magensäure in die Speiseröhre zurückfließen und dort Sodbrennen auslösen. In der Schwangerschaft drückt oft die größer werdende Gebärmutter den Magen nach oben und verursacht bei bis zu 80 Prozent der Schwangeren Sodbrennen.

Hydrogenkarbonat hilft gegen Säureprobleme

Sofern keine ernsthaften Erkrankungen dahinter stecken, werden bei Säureproblemen in erster Linie die Symptome behandelt. Statt der üblichen säurebindenden Medikamente (Antazida) kann die Säure auch auf natürlichem Weg durch hydrogenkarbonatreiche Heilwässer neutralisiert werden. Denn Hydrogenkarbonat ist eine starke Base, die auch in unserem körpereigenen Puffersystem verwendet wird, um Säuren zu neutralisieren. Studien zeigen, dass Wässer mit viel Hydrogenkarbonat ebenso wirksam sind wie säurebindende Medikamente (Antazida). Die Vorteile von Heilwässern: Sie sind rein natürlich, gut verträglich und zudem sicher und einfach zu dosieren. Und Heilwässer liefern zusätzliche Flüssigkeit und wertvolle Mineralstoffe. Nicht zuletzt ist Hydrogenkarbonat für eine besonders schnell einsetzende Wirkung bei Säureproblemen bekannt.

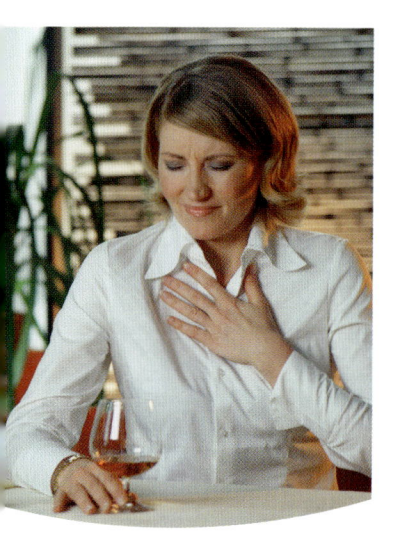

So wenden Sie hydrogenkarbonatreiche Heilwässer bei Säureproblemen an
Heilwässer ab etwa 1.300 Milligramm Hydrogenkarbonat pro Liter sind gut geeignet, um überschüssige Säuren im Körper zu neutralisieren. Wer hydrogenkarbonatreiche Heilwässer längerfristig trinkt, kann dadurch eventuell sogar die Säureproduktion im Magen auf ein normales Maß zurückführen. Zudem vermuten Wissenschaftler, dass hydrogenkarbonatreiche Wässer die Magenschleimhaut in ihrer Schutzfunktion unterstützen.

Trinken Sie täglich einen bis zwei Liter Heilwasser mit mindestens 1.300 Milligramm Hydrogenkarbonat pro Liter. Das Heilwasser wirkt am besten, wenn Sie es gleichmäßig über den Tag verteilt sowie vor und zu den Mahlzeiten langsam und möglichst zimmertemperiert trinken. Für eine optimale Wirkung sollten die einzelnen Trinkportionen jeweils etwa 200 bis 350 Milliliter beinhalten.

> **TIPP**
>
> ## HEILWASSER ZUM WEIN
>
> Mögen Sie manchmal keinen Wein trinken, weil Sie dann Säureprobleme plagen? Probieren Sie doch mal ein hydrogenkarbonatreiches Heilwasser als Begleitgetränk. Viele Menschen vertragen den Wein dann bedeutend besser.

Anwendungen Nieren und Harnwege

Blasenentzündung/Harnwegsinfekte

Vor allem Frauen leiden häufig unter Blasenentzündungen. Etwa fünf Prozent der jungen Frauen haben Harnwegsinfekte, bei älteren Frauen macht der Anteil bereits 20 Prozent aus. Aber auch ältere Männer sind öfter betroffen. Unkomplizierte Infekte heilen meist ohne Medikamente aus. Heilwässer können hier entscheidend zur Besserung beitragen. Bei schwierigeren Fällen können Heilwässer die Antibiotika-Behandlung unterstützen.

Oft zur Toilette mit brennenden Schmerzen
Das typische Symptom für eine Blasenentzündung sind brennende Schmerzen beim Wasserlassen. Man hat häufig das Gefühl, dringend zur Toilette zu müssen, doch dann kommen meist nur winzige Mengen

Anwendungsgebiete von Heilwässern

herausgetröpfelt. Auch Krämpfe in der Harnblase und Schmerzen über dem Schambein können unangenehme Begleiterscheinungen eines Harnwegsinfektes sein. Manchmal trübt sich der Urin oder enthält Beimengungen von Blut. Problematisch wird es, wenn der Infekt von Harnröhre und Harnblase auf die Niere übergreift.

Darmbakterien als Verursacher

Blasenentzündungen werden meistens durch E.-coli-Bakterien verursacht.

Auslöser einer Blasenentzündung sind in der Regel Bakterien. In ca. 70 bis 80 Prozent der Fälle handelt es sich dabei um das Bakterium *E. coli*. Die Bakterien stammen meistens aus dem Darm und wandern die Harnröhre hinauf, wo sie sowohl in der Harnröhre als auch in der Blase Entzündungen hervorrufen.

Was das Risiko für Blasenentzündungen erhöht

Normalerweise kommen weitere Faktoren hinzu, die das Entstehen einer Blasenentzündung begünstigen. So können sexuelle Aktivitäten sowie eine nachlässige Intimhygiene die Übertragung der Bakterien vom Darm auf die Harnwege fördern. Harnsteine oder Engstellen in den Harnwegen können die Neigung zu Infekten verstärken. Eine Verengung entsteht übrigens auch mit dem Alter sowie durch eine vergrößerte Prostata oder einen Gebärmuttervorfall. Zudem erhöhen Hormonveränderungen in der Schwangerschaft oder in den Wechseljahren das Risiko für Harnwegsinfekte. Blasenspiegelungen, Katheter und Operationen reizen die Harnwege. Und Erkrankungen wie Diabetes, Gicht oder ein schwaches Immunsystem erleichtern den Angriff der Bakterien ebenfalls.

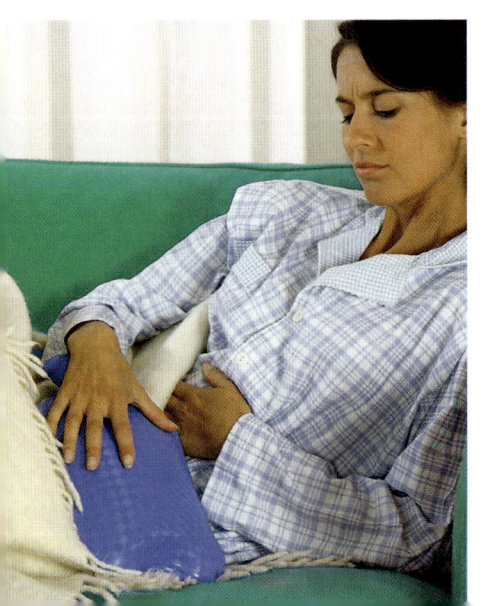

Bei *E.-coli*-Infekten: Sulfat und Kohlensäure

Blasenentzündungen durch *E.-coli*-Bakterien entwickeln sich vor allem in alkalischer Umgebung. Um den Bakterien das Leben schwer zu machen, hilft es, den Harn anzusäuern. Dazu eignen sich Heilwässer ab etwa 1.200 Milligramm Sulfat pro Liter. Auch Heilwässer mit mindestens 1.000 Milligramm quelleigener Kohlensäure pro Liter säuern den Harn leicht an.

Anwendungen Nieren und Harnwege

Bei „sauren" Infekten: Hydrogenkarbonat
Bei anderen Harnwegsinfekten entsteht oft ein saures Milieu. Dies kann durch Heilwässer mit viel Hydrogenkarbonat neutralisiert werden. Bei Infektionen mit *E. coli* sollten Hydrogenkarbonat-Wässer dagegen nicht angewendet werden.

Heilwässer spülen die Harnwege
Viel trinken ist besonders wichtig, um Blasen- und Harnwegsproblemen vorzubeugen oder sie zu behandeln. Heilwässer sind doppelt nützlich, da sie neben ihrer spezifischen Wirkung auch dazu beitragen, die Harnwege zu spülen. Durch die größere Flüssigkeitsmenge wird der Harn verdünnt. Zugleich werden Krankheitserreger und Entzündungsprodukte verstärkt ausgeschieden.

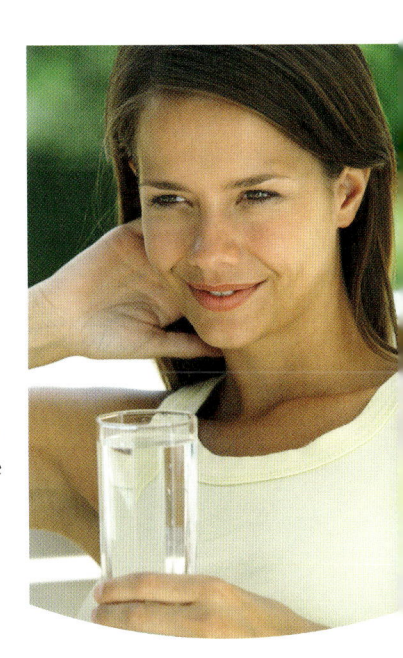

So wenden Sie Heilwässer bei Harnwegsinfekten an
Bei chronischen Harnwegsinfekten empfiehlt es sich, Heilwässer auf Dauer täglich zu trinken. Am besten verteilt man die Trinkmenge von einem bis 2,5 Litern gleichmäßig über den Tag. Die letzte Portion sollte vor dem Schlafengehen getrunken werden. Wer nachts aufwacht, kann nochmals ein Glas Heilwasser zu sich nehmen.

„Jedes Jahr das Gleiche: Meike H. kann sich fast schon darauf verlassen, dass ihr mindestens zweimal im Jahr eine Blasenentzündung droht, meistens in der Übergangszeit im Frühjahr und im Herbst, aber manchmal erwischt es sie auch im Winter oder sogar im Sommer. Dieses fiese Brennen ist teilweise kaum auszuhalten. Und dann ständig eine Toilette suchen zu müssen – einfach nur lästig! Ihr neuer Freund macht sich schon über ihre „Mädchenblase" lustig. Meike findet es überhaupt nicht witzig, sich auf dem stillen Örtchen mit Schmerzen zu quälen, nur um ein paar Tropfen loszuwerden. Beim Arzt hatte sie schon öfter ein Antibiotikum bekommen, aber das konnte ja keine Dauerlösung sein. Wie gut, dass Meike H. neulich ihre alte Freundin Juliane zufällig in der Stadt getroffen und mit ihr einen Kaffee getrunken hatte. Die beiden Leidensgenossinnen hatten sich schon früher immer Tipps gegeben und sich gegenseitig getröstet, wenn mal wieder ein Harnwegsinfekt zuschlug. Jetzt konnte Juliane mit Neuigkeiten aufwar-

ten. Im letzten Jahr hatte sie ihre Blasenentzündungen mit hydrogenkarbonatreichem Heilwasser ganz gut in Schach halten können und kein Antibiotikum gebraucht. Da bei Juliane ein eher seltener Keim sein Unwesen trieb, wie der Arzt gesagt hatte, riet sie Meike, zunächst zu klären, welche Bakterien bei ihr die Blasenentzündung verursachten und es dann auch mal mit einem passenden Heilwasser zu versuchen."

Harnsteine

Jährlich gehen mehr als 1,2 Millionen Deutsche wegen Harnsteinen zum Arzt – Tendenz steigend, vor allem bei älteren Menschen. Zwei Drittel aller Harnsteine lassen sich mit Medikamenten behandeln und müssen nicht operiert werden. Heilwässer können schon im Vorfeld helfen, Harnsteine zu vermeiden. Bei bestehenden Harnsteinen tragen passende Heilwässer dazu bei, die Steine aufzulösen und auszuspülen.

Wie entstehen Harnsteine?

Harnsteine bilden sich vor allem, wenn der Urin zu konzentriert ist. Dann kristallisieren Stoffe aus, die normalerweise im Harn gelöst sind. Ob und welche Steine sich bilden, hängt auch davon ab, ob der Harn eher sauer oder alkalisch ist. Ungünstige Veränderungen im Harn können durch falsche Ernährung oder zu wenig Trinken entstehen. Auch Übergewicht und Stoffwechselstörungen können die Bildung von Harnsteinen begünstigen. Eine genetische Veranlagung kann die Steinbildung ebenso fördern wie Entzündungen oder bakterielle Infekte.

Für jeden Harnsteintyp das richtige Heilwasser

Heilwässer können die Zusammensetzung des Harns gezielt beeinflussen.

Zum einen sorgen Heilwässer durch die höhere Flüssigkeitszufuhr dafür, dass die Harnwege gut durchspült werden. Zum anderen werden Heilwässer gezielt eingesetzt, um die Zusammensetzung des Harns und seinen pH-Wert (sauer oder alkalisch) zu beeinflussen. Dafür muss das Heilwasser auf den jeweiligen Steintyp abgestimmt werden. Um die Art des Harnsteins festzustellen, wendet man sich am besten an einen erfahrenen Hausarzt oder Urologen.

Generell gilt: Zu viel Kalzium, Oxalat und Harnsäure im Urin erhöhen das Risiko für Harnsteine. Dagegen hemmen Magnesium und Zitrate sowie ausreichend Flüssigkeit die Bildung von Harnsteinen. Wässer mit viel Hydrogenkarbonat neutralisieren (alkalisieren) einen zu sauren Harn. Hydrogenkarbonat sorgt zudem für mehr steinhemmende Zitrate im Urin. Wässer mit viel Sulfat können dagegen den Harn gezielt ansäuern. Magnesium im Heilwasser unterstützt die Harnstein-Prophylaxe zusätzlich.

Kalzium-Oxalat-Harnsteine: Etwa drei Viertel aller Harnsteine bilden sich durch Auskristallisieren von Kalzium-Oxalat. Ein saurer Harn fördert die Bildung dieser Steine. Heilwässer mit mindestens 1.300 Milligramm Hydrogenkarbonat pro Liter neutralisieren die Säure im Harn und können damit helfen, die Steinbildung zu verhindern.

Hinweis: Auch Menschen mit Kalzium-Oxalat-Steinen sollten die empfohlene Zufuhr von 1.000 Milligramm Kalzium pro Tag einhalten. Das Kalzium aus Wässern wird hier mit angerechnet.

Harnsäuresteine: Harnsäure entsteht beim Abbau von Eiweiß und Purinen aus der Nahrung. Bei Harnsäuresteinen sollte der pH-Wert des Harns vom sauren ins neutrale bzw. alkalische Milieu verschoben werden. Heilwässer ab etwa 1.300 Milligramm Hydrogenkarbonat pro Liter helfen, die Säuren im Harn zu neutralisieren und so die Bildung von Harnsäuresteinen zu vermeiden.

Zystinsteine: Eine seltene Stoffwechselerkrankung führt dazu, dass die Aminosäure Zystin vermehrt ausgeschieden wird. Um diese Steine zu vermeiden oder zu behandeln, sollte besonders viel getrunken werden. Zudem unterstützen Heilwässer ab etwa 1.800 Milligramm Hydrogenkarbonat dabei, die Säuren im Harn zu neutralisieren.

Infektsteine, Kalzium-Phosphat-Harnsteine: Bei diesen Steinen ist es erforderlich, den Harn anzusäuern. Heilwässer ab etwa 1.200 Milligramm Sulfat pro Liter können die Behandlung unterstützen.

Steine mit unklarer Zusammensetzung: Häufig ist die Zusammensetzung des Harnsteins nicht bekannt, weil dieser nicht untersucht wurde. In diesem Fall können Heilwässer mit mindestens 1.000 Milligramm Kohlensäure pro Liter eingesetzt werden, da sie die Harnausscheidung zusätzlich fördern.

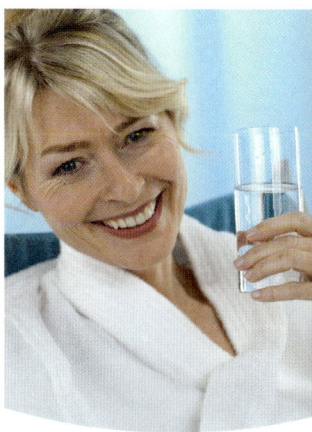

Anwendungsgebiete von Heilwässern

> **INFO**
>
> **WAS SIE BEI HARNSTEINEN NOCH TUN KÖNNEN**
>
> Wer sich viel bewegt, kann das Risiko der Steinbildung senken und den Abgang bestehender Steine fördern. Je nach Steintyp kann es auch sinnvoll sein, die Ernährung umzustellen. Sind Stoffwechselerkrankungen die Ursache für Harnsteine, sollte die Grunderkrankung behandelt werden.

So wenden Sie Heilwässer bei Harnsteinen an

Gewöhnen Sie sich an, immer reichlich zu trinken, wenn Sie Harnsteine vermeiden oder behandeln möchten. Idealerweise verwenden Sie dazu ein Heilwasser, das auf Ihren Harnsteintyp abgestimmt ist (s. S. 66 f.). Am besten trinken Sie einen bis zwei Liter über den Tag verteilt, damit der Harn jederzeit gut verdünnt und optimal zusammengesetzt ist. Ideal wäre es sogar, auch nachts etwas zu trinken. Beachten Sie bitte auch die Hinweise auf dem Etikett Ihrer Heilwasserflasche.

Zudem sollten Sie bei Harnsteinen einen Arzt aufsuchen und die Anwendung von Heilwässern mit ihm abstimmen.

Übrigens werden Heilwässer vom Bundesinstitut für Arzneimittel ausdrücklich anerkannt zur Vorbeugung und Nachbehandlung bei verschiedenen Harnsteinen.

Anwendungen Stoffwechsel

Säure-Basen-Haushalt/Übersäuerung

Damit alle lebenswichtigen Prozesse in unserem Körper optimal ablaufen, benötigt unser Stoffwechsel ein ganz bestimmtes Verhältnis von Säuren und Basen (pH-Wert). Die Art, wie wir heute leben und essen, führt jedoch oft langfristig zu einem Zuviel an Säuren. Zudem erhöhen Diäten, Fasten oder Erkrankungen die Produktion von Säuren im Körper.

Auf Dauer beeinträchtigt eine Übersäuerung den Stoffwechsel, belastet die Nieren und löst Mineralstoffe aus den Knochen. Heilwässer mit viel Hydrogenkarbonat wirken einer Übersäuerung entgegen, da das basische Hydrogenkarbonat Säuren neutralisiert.

Anwendungen Stoffwechsel

Ausgeglichene Säure-Basen-Balance

Das Verhältnis von Säuren und Basen (pH-Wert) wird in unseren Körperzellen und -flüssigkeiten stets konstant gehalten. Schon leichte Abweichungen können die Abläufe im Stoffwechsel erheblich stören. Um das zu vermeiden, besitzt unser Körper sehr wirksame Puffersysteme, die das Säure-Basen-Verhältnis (pH-Wert) exakt regulieren. Geregelt wird dies durch Abatmen über die Lunge und durch die Verarbeitung von Säuren in der Leber. Einen weiteren wichtigen Puffer bilden die Nieren. Um überschüssige Säuren aus dem Körper zu entfernen, werden diese in den Nieren an Hydrogenkarbonat gebunden und mit dem Harn ausgeschieden.

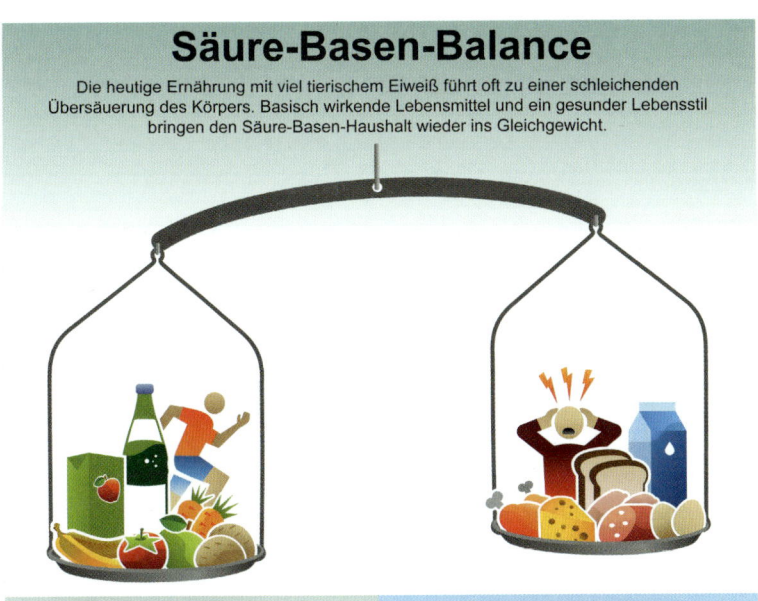

INFO

UNSER SÄUREFÄNGER: HYDROGENKARBONAT

Hydrogenkarbonat dient in unserem Körper als wichtigster Säurefänger. Die starke Base verbindet sich mit Säuren und neutralisiert sie dadurch. Aus der Verbindung von Hydrogenkarbonat und Säure entstehen Kohlendioxid und Wasser – zwei harmlose Stoffe, die problemlos abgeatmet oder ausgeschieden werden können.

Säure-Basen-Balance

Die heutige Ernährung mit viel tierischem Eiweiß führt oft zu einer schleichenden Übersäuerung des Körpers. Basisch wirkende Lebensmittel und ein gesunder Lebensstil bringen den Säure-Basen-Haushalt wieder ins Gleichgewicht.

Basisch:
- Heilwasser mit viel Hydrogencarbonat
- Obst, Gemüse, Kartoffeln
- Obst- und Gemüsesäfte
- Bewegung und Entspannung

Sauer:
- Fleisch, Wurst und Fisch
- Milchprodukte, Käse und Eier
- Brot, Getreide und Nudeln
- Stressige Lebensweise

Anwendungsgebiete von Heilwässern

Übersäuerung erhöht das Risiko für Osteoporose.

Übersäuerung belastet Stoffwechsel, Nieren und Knochen

Aufgrund seiner Puffersysteme kommt unser Körper normalerweise gut mit Schwankungen im Säure-Basen-Verhältnis zurecht. Werden allerdings auf Dauer zu viele Säuren gebildet, geraten die Puffersysteme an ihre Grenzen. So entwickelt sich eine latente Übersäuerung, von Fachleuten Azidose genannt. Die schlechtere Regelung des pH-Wertes beeinträchtigt den Stoffwechsel. Die Nieren werden übermäßig belastet, da sie ständig Säuren ausscheiden müssen. Darüber hinaus erhöht eine Übersäuerung das Risiko für Osteoporose. Denn einerseits fördert ein saures Milieu den Abbau von Knochensubstanz durch knochenabbauende Zellen (Osteoklasten). Andererseits verwendet der Körper Mineralstoffe als Säurepuffer. Deshalb löst er bei Übersäuerung Kalzium aus den Knochen.

Ursachen einer Übersäuerung

Eine latente Übersäuerung entsteht vor allem, wenn wir zu viele Säure bildende Lebensmittel und zu wenig Basenbildner essen (s. Tabelle 6). Aber auch bei Diäten und Fasten sowie exzessivem Sport oder übermäßigem Alkoholgenuss bilden sich vermehrt Säuren. Zudem können Erkrankungen wie Diabetes mellitus, chronische Nierenprobleme oder Entzündungen eine Übersäuerung verursachen.

Säurebildner und Basenbildner

Ob ein Lebensmittel im Körper eher Säuren oder Basen bildet, kann man nicht am Geschmack erkennen. So sind beispielsweise die eher sauer

▍TABELLE 6

Basenbildner	Säurebildner
Hydrogenkarbonat-Heilwasser	Fleisch, Fisch, Eier
Obst, Obstsäfte	Getreide
Gemüse, Gemüsesäfte	Fasten, Reduktionsdiäten
Salat	übermäßiger Sport
	Diabetes mellitus
	Entzündungen im Körper

schmeckenden Zitrusfrüchte hervorragende Basenbildner. Vor allem eiweißreiche, tierische Lebensmittel bilden dagegen beim Abbau im Körper Säuren. Auch Getreide und Getreideprodukte zählen zu den Säurebildnern. Basisch wirken dagegen Hydrogenkarbonat-Wässer, Obst und Gemüse.

So wenden Sie hydrogenkarbonatreiche Heilwässer bei Übersäuerung an
Heilwässer ab etwa 1.300 Milligramm Hydrogenkarbonat pro Liter sind bestens geeignet, um die körpereigenen Puffersysteme zu unterstützen und eine Übersäuerung zu vermeiden, da sie die überschüssige Säure neutralisieren. Idealerweise trinken Sie täglich einen bis zwei Liter hydrogenkarbonatreiches Heilwasser über den Tag verteilt.

Diabetes mellitus

Immer mehr Menschen leiden an Diabetes mellitus. Die Weltgesundheitsorganisation WHO schätzt, dass es im Jahr 2030 366 Millionen Diabetiker geben wird – doppelt so viele wie noch im Jahre 2000. In Deutschland sind etwa sieben Millionen Menschen an Diabetes erkrankt. Wurde Diabetes mellitus Typ 2 früher als Altersdiabetes bezeichnet, so sind heute zunehmend auch jüngere Menschen betroffen. Diabetikern mangelt es an dem Hormon Insulin, wodurch Kohlenhydrate nicht mehr richtig verarbeitet werden können und der Blutzuckerspiegel steigt. Studien zeigen, dass Magnesium und Hydrogenkarbonat helfen können, die Wirkung des Insulins zu verbessern. Das macht magnesium- und hydrogenkarbonatreiche Heilwässer als kalorienfreie Getränke für Diabetiker zusätzlich interessant.

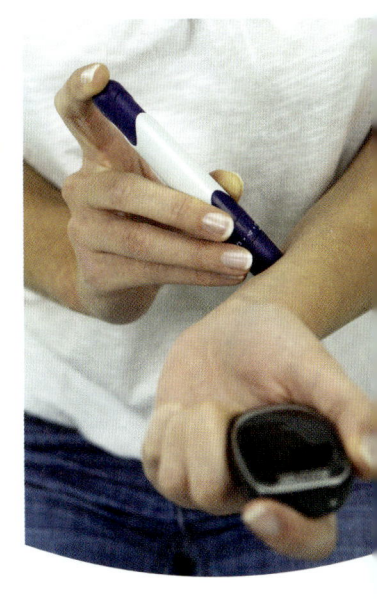

Diabetes mellitus: zu viel Zucker im Blut
Diabetes mellitus ist eine Stoffwechselstörung, bei der Kohlenhydrate aus unserer Nahrung nicht mehr optimal verarbeitet werden. Alle Kohlenhydrate werden zunächst in kleine Zuckerbausteine zerlegt und mit dem Blut im Körper verteilt. Das Hormon Insulin schleust diese in die Körperzellen. Ist nicht genug Insulin vorhanden oder wirkt dies nicht mehr richtig, stauen sich die Zuckerbausteine im Blut. Die Folge: ein erhöhter Blutzuckerspiegel.

Anwendungsgebiete von Heilwässern

Ursachen: Gene, Ernährung und Übergewicht
Diabetes mellitus Typ 1 besteht oft von Kindesbeinen an. Da der Körper kein Insulin produziert, müssen Typ-1-Diabetiker lebenslang mit Insulin behandelt werden.

Typ-2-Diabetes galt lange als Altersdiabetes, doch heute sind immer mehr Jüngere betroffen.

Diabetes mellitus Typ 2 entwickelt sich, wenn die Körperzellen immer weniger auf die blutzuckersenkende Wirkung des Hormons Insulin ansprechen. Zum Typ 2 gehören 90 Prozent aller Diabetiker. Neben einer genetischen Veranlagung spielt der Lebensstil dabei eine entscheidende Rolle. Übergewicht, eine fettreiche und ballaststoffarme Ernährung sowie zu wenig Bewegung gelten als Hauptrisikofaktoren für Diabetes.

Hydrogenkarbonat senkt den Blutzucker
Mehrere Studien haben nachgewiesen, dass hydrogenkarbonatreiche Heilwässer die Wirkung des Hormons Insulin verbessern können, wenn der Körper nicht mehr richtig auf Insulin reagiert (Insulinresistenz). Nach Zufuhr von Hydrogenkarbonat konnten in den Untersuchungen mehr Zuckerbausteine in die Zellen aufgenommen werden. Dadurch sank sowohl der Blutzuckerspiegel als auch die Zuckerausscheidung mit

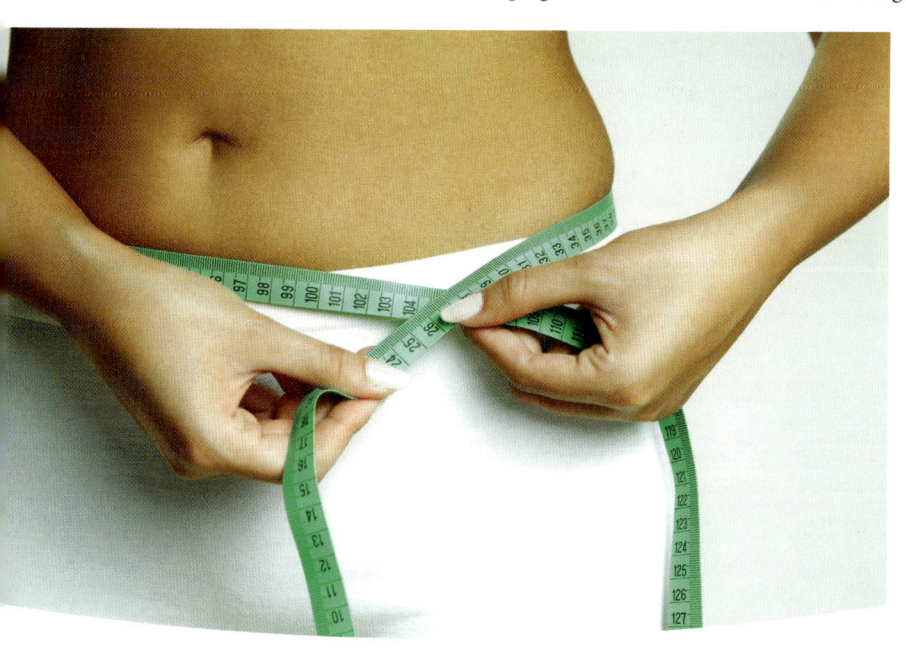

dem Harn. Die Wissenschaftler führen dies vor allem auf die Säuren neutralisierende (basische) Wirkung des Hydrogenkarbonats zurück. Die Säuren neutralisierende Wirkung kann zugleich eine Übersäuerung durch Ketone verhindern. Diese nach Nagellack riechenden Ketone werden bei Diabetes vermehrt gebildet. Das Trinken eines Heilwassers ab etwa 1.300 Milligramm Hydrogenkarbonat pro Liter kann so dazu beitragen, eine Übersäuerung auszugleichen und Diabetes vorzubeugen.

Magnesium als natürliches „Anti-Diabetikum"
Die Ergebnisse von mehreren großen, langjährigen Studien deuten darauf hin, dass Magnesium bei der Entstehung und Behandlung von Diabetes eine wesentliche Rolle spielt. Manche Wissenschaftler bezeichnen Magnesium sogar als „natürliches Anti-Diabetikum". Denn es wurde festgestellt, dass Diabetiker in der Regel geringere Magnesiumspiegel aufweisen als Nicht-Diabetiker. Und die Auswertung der amerikanischen Nurses' Health Study ergab, dass das Risiko, an Diabetes zu erkranken, umso geringer war, je mehr Magnesium aufgenommen wurde.

Magnesium verbessert Insulinwirkung
Neben Insulin wird auch der Mineralstoff Magnesium gebraucht, um Zuckerbausteine in die Zellen zu schleusen. Fehlt Magnesium, wird mehr Insulin benötigt, welches bei Diabetikern ohnehin fehlt oder nicht ausreichend wirkt. Zusätzliches Magnesium kann deshalb die Wirkung von Insulin unterstützen und den Blutzuckerspiegel senken. Studien zeigen, dass eine ausreichend hohe Zufuhr von Magnesium die Entwicklung eines Diabetes mellitus Typ 2 verhindern oder zumindest hinauszögern kann. Zudem stellte sich heraus, dass Diabetiker, die ausreichend Magnesium aufnehmen, seltener unter Folgeschäden wie Netzhauterkrankungen am Auge oder Nierenschäden leiden.

So wenden Sie Heilwässer bei Diabetes an
Zahlreiche Heilwässer enthalten viel Magnesium und/oder Hydrogenkarbonat und können dadurch möglicherweise die Vorbeugung und Behandlung von Diabetes unterstützen. Als reich an Hydrogenkarbo-

> **■ TIPP**
>
> **NATÜRLICHE WIRKSTOFFE OHNE KALORIEN**
>
> Diabetiker müssen besonders auf ihr Gewicht achten. Natürliche Wirkstoffe aus Heilwässern aufzunehmen, ist für sie besonders günstig, da Heilwässer keinerlei Kalorien haben und mit ihrem Volumen den Magen füllen.

nat gelten Heilwässer ab etwa 1.300 Milligramm Hydrogenkarbonat pro Liter, als magnesiumreich ab etwa 100 Milligramm Magnesium pro Liter.

Hydrogenkarbonatreiche und magnesiumreiche Heilwässer können in der Regel dauerhaft auch in größeren Mengen getrunken werden. Am besten trinken Sie einen bis 2,5 Liter über den Tag verteilt und jeweils ca. 20 bis 30 Minuten vor den Mahlzeiten.

Störung des Harnsäurestoffwechsels (Gicht)

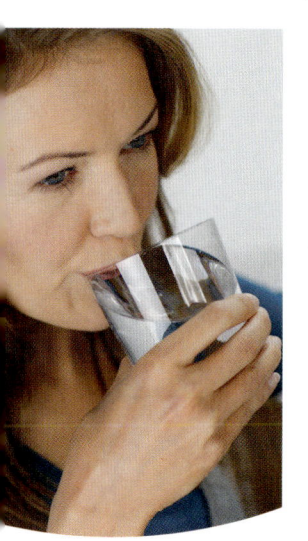

Erhöhte Harnsäurewerte treten etwa bei 20 Prozent aller Männer über 50 Jahren auf. Bei den Frauen sind dagegen nur etwa drei Prozent betroffen, da ein hoher Östrogenspiegel sie bis zur Menopause schützt. Etwa jeder Zehnte mit zu hohen Harnsäurewerten entwickelt langfristig eine Gicht. Die Erkrankung entsteht durch Harnsäureablagerungen, die heftige Schmerzanfälle in den Gelenken verursachen. Heilwässer mit viel Hydrogenkarbonat können auf natürliche Weise helfen, den Harnsäurespiegel zu senken.

Was ist Harnsäure?
Harnsäure entsteht in unserem Körper durch den Abbau von bestimmten Eiweißbestandteilen, den Purinen. Diese stammen aus Eiweißen in der Nahrung oder entstehen beim Abbau von Körperzellen. Normalerweise wird Harnsäure vor allem mit dem Urin ausgeschieden. Fällt jedoch zu viel Harnsäure an oder kann sie nicht richtig ausgeschieden werden, bildet sich ein erhöhter Harnsäurespiegel im Blut (Hyperurikämie). Auf Dauer können Harnsäurekristalle ausgefällt und im Gewebe abgelagert werden, wodurch eine Gicht entsteht.

Ursachen: Gene und Ernährung
Die Neigung zu erhöhten Harnsäurespiegeln ist bereits in den Genen angelegt. Hinzu kommen jedoch weitere Risikofaktoren wie die Ernährung: Beim Essen von purinreichen Lebensmitteln wie Fleisch, Innereien, Fisch und Hülsenfrüchten entsteht viel Harnsäure. Auch alkoholische Getränke lassen den Harnsäurespiegel ansteigen. Fettreiches Essen hemmt die Ausscheidung von Harnsäure. Neben üppigen Mahlzeiten können auch

Hungern und Fasten Gichtanfälle verursachen. Zudem erhöhen Übergewicht, zu wenig Bewegung und Krankheiten wie Diabetes mellitus oder Nierenprobleme das Risiko für erhöhte Harnsäurewerte und Gicht.

Was hilft bei erhöhter Harnsäure?
Um den Harnsäurespiegel zu senken, muss die Bildung von Harnsäure eingeschränkt und ihre Ausscheidung gefördert werden. Dazu ist es erforderlich, möglichst purinarm zu essen und Alkohol zu meiden. Um die Harnsäureausscheidung zu erhöhen, sollten mindestens zwei Liter pro Tag getrunken werden, am besten Wasser. Wer Übergewicht abbaut, fettarm isst und sich viel bewegt, kann das Risiko weiter verringern.

Purinreich sind Fleisch, Fisch, Hefe und Hülsenfrüchte.

Hydrogenkarbonat-Heilwässer spülen Harnsäure aus
Untersuchungen zeigen, dass Heilwässer mit hohem Gehalt an Hydrogenkarbonat dazu beitragen können, einen erhöhten Harnsäurespiegel im Blut zu senken. Zugleich können sie den Harn neutralisieren (alkalisieren), wodurch Harnsäure besser gelöst wird und nicht so leicht auskristallisiert. Die hohe Flüssigkeitszufuhr durch Heilwässer verbessert die Ausscheidung zusätzlich.

So wenden Sie Heilwässer bei zu viel Harnsäure an
Bei erhöhtem Harnsäurespiegel empfiehlt es sich, dauerhaft ein Heilwasser mit einem Hydrogenkarbonatgehalt ab etwa 1.300 Milligramm pro Liter zu trinken. Über den Tag verteilt sollten es etwa ein bis zwei Liter hydrogenkarbonatreiches Heilwasser sein. Am besten auch noch ein Glas vor dem Zubettgehen, damit der Harn nachts nicht zu stark konzentriert wird. Während einer Trinkkur kann die Trinkmenge bis auf ca. drei Liter gesteigert werden.

Fettstoffwechsel und Cholesterin

Zu viel „schlechtes" Cholesterin und andere Störungen im Fettstoffwechsel gelten als Risikofaktoren für Arteriosklerose und Herz-Kreislauf-Erkrankungen. Ein hoher Cholesterinspiegel kombiniert mit Übergewicht, Bluthochdruck und Diabetes mellitus wird von Fachleuten auch als „metabolisches Syndrom" oder „tödliches Quartett" bezeichnet. Denn dieses Quartett wird für Krankheiten wie Herzinfarkt oder Schlaganfall verantwortlich gemacht – die häufigsten Todesursachen in Deutschland.

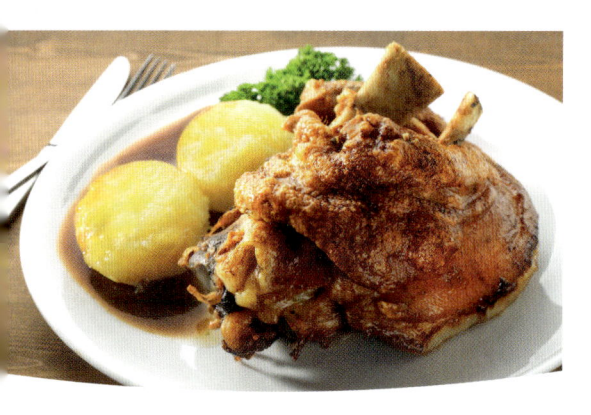

Wesentliche Ursachen für diese vier Stoffwechselstörungen sind eine zu üppige, fettreiche Ernährung und zu wenig Bewegung. Auch Rauchen und Stress tragen ihren Teil dazu bei. Einige Inhaltsstoffe von Heilwässern können auf die Störungen des Fettstoffwechsels positiv einwirken, wie verschiedene Studien vermuten lassen.

Zu viel schlechtes Cholesterin, Bluthochdruck, Übergewicht und Diabetes gelten als „tödliches Quartett".

Arteriosklerose durch Cholesterin und andere Blutfette

Nach einem fettreichen Essen steigen die Blutfettwerte natürlicherweise an. Sind jedoch im Blut ständig zu viele „schlechte" Fette wie Triglyzeride und LDL-Cholesterin unterwegs, erhöht dies auf Dauer das Risiko für Arteriosklerose und Herz-Kreislauf-Erkrankungen. Fettsäuren und LDL-Cholesterin verursachen Entzündungen in den Blutgefäßen. In der Folge verhärten und verengen sich die Blutgefäße. Durch diese Arterienverhärtung (Arteriosklerose) werden Herz und Kreislauf stark belastet. Langfristig kann das zu Thrombosen, Schlaganfall, Herzinfarkt oder plötzlichem Herztod führen.

Hydrogenkarbonat und Cholesterinspiegel

Wird ein Wasser mit viel Natrium-Hydrogenkarbonat zu den Mahlzeiten getrunken, steigen die Blutfettwerte weniger stark an, wie eine Studie gezeigt hat. Das liegt vermutlich daran, dass Hydrogenkarbonat die Magensäure neutralisiert. Dadurch werden weniger fettspaltende Enzyme ausgeschüttet. Zugleich bewirkt dies, dass die Gallenblase weniger Gallensaft zur Verdauung der Fette produziert. So gelangt letztlich weniger Nahrungsfett ins Blut.

Hydrogenkarbonat und Herz-Kreislauf-Erkrankungen

Auch viele weitere Studien konnten nachweisen, dass Hydrogenkarbonat die Blutfettwerte verbessern kann: Der Gesamt-Cholesterinspiegel war gesunken, ebenso wie die Werte des „schlechten" LDL-Cholesterins, während die Werte des „guten" HDL-Cholesterins eher angestiegen waren. Zugleich fand sich in mehreren Studien ein blutdrucksenkender Effekt von Hydrogenkarbonat. Nicht zuletzt zeigte sich, dass Hydrogenkarbonat den Blutzuckerspiegel reduzieren kann (s. S. 72 ff.). So kann Hydrogenkarbonat anscheinend auf vielfältige Weise zum Schutz vor dem metabolischen Syndrom und Herz-Kreislauf-Erkrankungen beitragen.

Sulfat und Fettstoffwechsel
Sulfat gilt seit jeher als verdauungsfördernd, und viele Studien fanden zudem einen Einfluss auf den Fettstoffwechsel. So wurde in verschiedenen Studien festgestellt, dass Sulfat die Menge des „schlechten" Cholesterins senkte. Die Forscher nehmen an, dass Sulfat die Wiederaufnahme von Gallensäuren aus dem Darm hemmt. Dadurch müssen neue Gallensäuren aus Cholesterin gebildet werden, wodurch der Cholesterinspiegel im Blut sinkt. Ob dabei zugleich insgesamt weniger Fett aus der Nahrung aufgenommen wird, ist noch nicht bewiesen. Dies würde zumindest den immer wieder beobachteten positiven Effekt von Sulfat beim Abnehmen erklären, zusätzlich zu der vermutlich durch Sulfat hervorgerufenen Ausschüttung des Sättigungshormons Cholecystokinin.

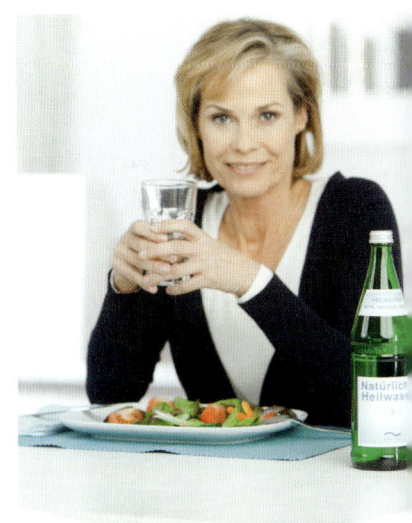

Magnesium und Herz-Kreislauf-Erkrankungen
Verschiedene Studien haben Zusammenhänge zwischen Magnesium und Herz-Kreislauf-Erkrankungen gefunden. So konnte in der amerikanischen Nurses' Health Study eine hohe Magnesiumaufnahme das Risiko für einen plötzlichen Herztod um ein Drittel senken. Epidemiologische Studien zeigen, dass ein hoher Magnesiumgehalt im Trinkwasser mit einem geringeren Risiko, an Herz-Kreislauf-Erkrankungen zu sterben, einhergeht.

Weitere Studienergebnisse: Ein Mangel an Magnesium kann die Wände der Blutgefäße schädigen und die Bildung arteriosklerotischer Verdickungen fördern. Ausreichend Magnesium kann dagegen den Herzrhythmus stabilisieren, den Stoffwechsel des Herzmuskels verbessern und vor Mangeldurchblutung im Gehirn schützen. Darüber hinaus soll Magnesium dazu beitragen, Entzündungen einzudämmen, die Blutfettwerte zu verbessern und den Blutdruck bei Hochdruckpatienten und Diabetikern zu senken. Auch beim Magnesium scheint es also viele unterstützende Effekte zum Schutz von Herz und Gefäßen zu geben.

Anwendungsgebiete von Heilwässern

So wenden Sie Heilwässer an

Wer das Risiko für Herz-Kreislauf-Erkrankungen senken möchte, kommt nicht umhin, sein Gewicht zu reduzieren, die Ernährung umzustellen und sich mehr zu bewegen. Die oben genannten Studienergebnisse weisen darauf hin, dass darüber hinaus Heilwässer mit viel Magnesium und/oder Hydrogenkarbonat und/oder Sulfat einen positiven Beitrag zum Schutz von Herz und Gefäßen leisten können. Heilwässer gelten als reich an Hydrogenkarbonat ab etwa 1.300 Milligramm Hydrogenkarbonat pro Liter. Sulfatreiche Heilwässer enthalten etwa 1.200 Milligramm Sulfat pro Liter oder auch deutlich mehr. Von magnesiumreichen Heilwässern spricht man ab etwa 100 Milligramm Magnesium pro Liter. Eine Reihe von Heilwässern weist Kombinationen der oben genannten Inhaltsstoffe auf.

Fast alle hydrogenkarbonat-, sulfat- oder magnesiumreichen Heilwässer können dauerhaft auch in größeren Mengen getrunken werden. Am besten nehmen Sie täglich einen bis zwei Liter dieser Heilwässer zu sich. Bei sulfatreichen Heilwässern werden dreimal täglich 300 bis 500 Milliliter zu den Mahlzeiten empfohlen. Für Wirkungen auf den Fettstoffwechsel erscheint es am sinnvollsten, die genannten Heilwässer überwiegend zu den Mahlzeiten zu trinken, bei Bedarf auch zwischendurch.

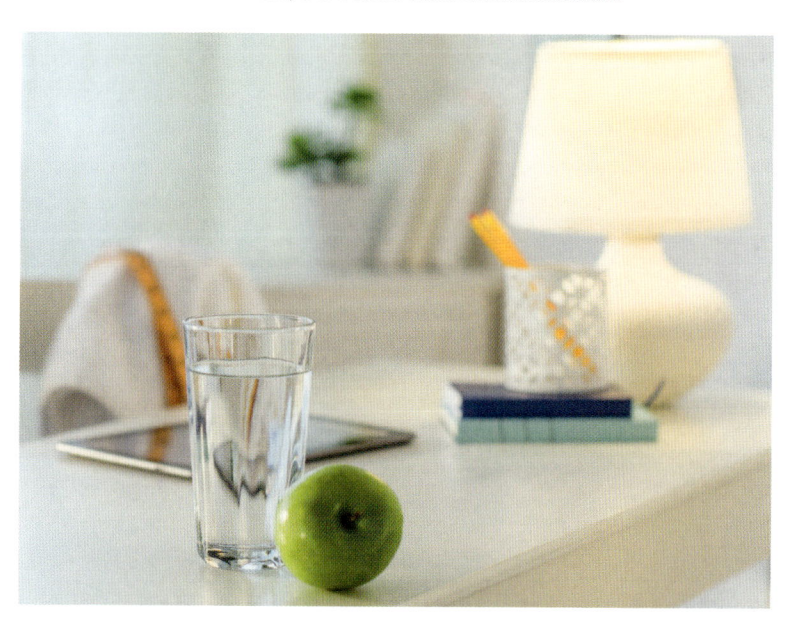

Allgemeine Anwendungen

Schwangerschaft und Stillzeit

Schwangerschaft und Stillzeit sind eine ganz besondere Phase und stellen spezielle Anforderungen an den Körper einer Frau. Heilwässer können helfen, den erhöhten Bedarf an Mineralstoffen und Flüssigkeit zu decken. Zugleich lassen sich manche Schwangerschaftsprobleme wie Sodbrennen, Schwangerschaftsdiabetes oder Präeklampsie lindern.

Schwangere brauchen mehr Mineralstoffe
In der Schwangerschaft erhöht sich der Bedarf an Vitaminen und Mineralstoffen. Entgegen der landläufigen Meinung benötigen Schwangere jedoch nicht erheblich mehr Kalorien. Ideal sind also Lebensmittel und Getränke mit hoher Nährstoffdichte, das heißt vielen Nährstoffen, aber im Verhältnis wenig Kalorien. Für die zusätzliche Versorgung mit Mineralstoffen wie z. B. Kalzium bieten sich Heilwässer an, da sie natürliche Nährstoffe liefern und gänzlich kalorienfrei sind. Zugleich versorgen sie den Körper mit reichlich Flüssigkeit.

> Schwangere sollten nicht Kalorien für zwei essen, sondern nährstoffreiche Kost bevorzugen.

Sodbrennen in der Schwangerschaft
Bis zu 80 Prozent der werdenden Mütter leiden während der Schwangerschaft unter Sodbrennen. Das liegt vor allem daran, dass die größer werdende Gebärmutter den Magen nach oben drückt. Zugleich lockert sich durch die Schwangerschaft der Schließmuskel zwischen Magen und Speiseröhre. Beides zusammen bewirkt, dass saurer Magensaft leichter in die Speiseröhre zurückfließen kann. Ein hydrogenkarbonatreiches Heilwasser kann helfen, die Säure zu neutralisieren und so dazu beitragen, das Brennen in der Speiseröhre zu lindern (mehr zur Anwendung von Heilwässern bei Sodbrennen und saurem Magen auf S. 62 f.).

Schwangerschaftsdiabetes: Blutzucker senken
Immer mehr Schwangere entwickeln während der Schwangerschaft einen Schwangerschaftsdiabetes. Der Körper reagiert dann schlechter auf das blutzuckersenkende Hormon Insulin. Dies führt zu einem dauerhaft erhöhten Blutzuckerspiegel. Meistens lässt sich der Blutzuckerwert durch

Anwendungsgebiete von Heilwässern

Umstellung der Ernährung normalisieren. Unterstützend kann auch ein Heilwasser mit viel Magnesium und Hydrogenkarbonat getrunken werden. Laut Studien tragen beide Wirkstoffe dazu bei, die Wirkung des Insulins zu verbessern und den Blutzuckerspiegel zu senken (mehr zur Anwendung von Heilwässern bei Diabetes mellitus lesen Sie auf S. 71 ff.).

Präeklampsie: Blutdruck senken

Als Präeklampsie bezeichnet man eine Störung während der Schwangerschaft, die mit erhöhtem Blutdruck, Eiweiß im Urin und Wassereinlagerungen einhergeht. Es gibt Studien, die zeigen, dass Frauen mit höherer Magnesiumzufuhr ein geringeres Risiko aufweisen, eine Präeklampsie zu entwickeln als Frauen mit niedriger Magnesiumzufuhr. Auch auf den Bluthochdruck während einer Präeklampsie wirkte sich zusätzliches Magnesium positiv aus. Wie auch andere Untersuchungen bereits gezeigt haben, kann Magnesium dazu beitragen, den Blutdruck zu senken. Für Hydrogenkarbonat wurde ebenfalls eine Blutdruck senkende Wirkung festgestellt (s. S. 76 f.). Insofern können magnesium- und hydrogenkarbonatreiche Heilwässer möglicherweise die Vorbeugung und Behandlung einer Präeklampsie unterstützen.

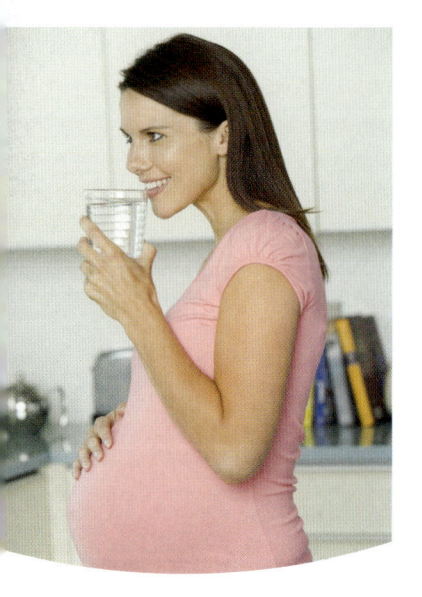

Stillende brauchen viel Flüssigkeit und Mineralstoffe

Mütter, die ihr Kind stillen, benötigen viel Flüssigkeit und viele Nährstoffe für sich und ihr Baby. Die Nationale Stillkommission empfiehlt, zu jeder Stillmahlzeit ein Glas extra zu trinken. Hier bietet es sich an, ein hoch mineralisiertes Heilwasser zu verwenden, das reichlich Kalzium sowie weitere Mineralstoffe und Spurenelemente enthält.

Sport

Beim Sport gehen mit dem Schweiß reichlich Flüssigkeit und Mineralstoffe verloren. Mineralstoffreiche Heilwässer können die Verluste besonders gut ersetzen. Ein hoher Natriumanteil sorgt dafür, dass die Flüssigkeitsbalance schneller und effizienter wieder ausgeglichen wird.

Allgemeine Anwendungen

Verluste durch Schwitzen

Schon ohne große Anstrengungen verdunstet täglich über die Haut gut ein halber Liter Wasser. Wer Sport treibt, schwitzt zusätzlich pro Stunde einen halben bis einen Liter aus. Bei intensivem Training oder Hitze können sogar mehr als drei Liter Schweiß gebildet werden. Schweiß schmeckt salzig. Schon daran erkennt man, dass Schweiß nicht nur aus Wasser besteht, sondern auch Mineralstoffe enthält, insbesondere Salz (Natriumchlorid).

In einem Liter Schweiß stecken:
- 500 bis 1.000 Milligramm Natrium
- 500 bis 1.500 Milligramm Chlorid
- 120 bis 240 Milligramm Kalium
- 20 bis 24 Milligramm Magnesium
- 10 bis 65 Milligramm Kalzium

Wasser- und Mineralstoffverluste ersetzen

Wer beim Sport und danach stets leistungsfähig sein will, sollte darauf achten, entstehende Flüssigkeits- und Mineralstoffverluste möglichst schnell wieder aufzufüllen. Bei länger andauernder Belastung oder bei Hitze empfiehlt es sich, schon während des Sports „nachzutanken". Dabei sollte man nicht auf den Durst warten, da das Durstgefühl beim Sport nicht immer sofort wahrgenommen wird. Mineralstoffreiche Heilwässer eignen sich ideal, um beim Schwitzen entstandene Verluste zu ersetzen, denn sie liefern neben der Flüssigkeit zahlreiche Mineralstoffe wie Natrium, Magnesium und Kalzium.

Natrium gleicht Wasserhaushalt schneller aus

Der Mineralstoff Natrium ist für die Flüssigkeitsbalance unseres Körpers besonders wichtig, da er hilft, Wasser im Körper zu binden. Verschiedene Studien zeigen, dass der Flüssigkeitshaushalt, z. B. bei Sportlern, schneller und effizienter wieder ausgeglichen wird, wenn das getrunkene Wasser mehr Natrium enthält. Natrium sorgt dafür, dass weniger Flüssigkeit über den Harn wieder ausgeschieden wird. Um den Flüssigkeitshaushalt auszugleichen, muss von einem natriumarmen Wasser etwa die Hälfte mehr getrunken werden als von einem natriumreichen. Sportwissenschaftler empfehlen insbesondere bei Wettkämpfen Wässer mit einem Natriumgehalt von 300 bis 800 Milligramm pro Liter.

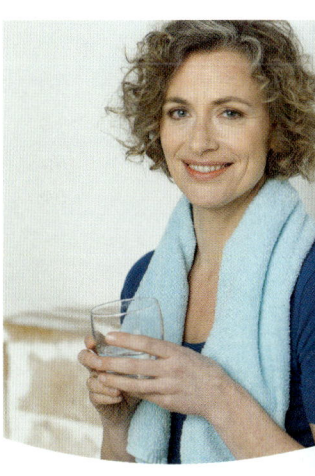

Anwendungsgebiete von Heilwässern

Das Wichtigste auf einen Blick

ANWENDUNGEN IM ÜBERBLICK

Anwendungs-bereiche	Wirkstoffe	Wirkungen
Mineralstoffmangel		
Kalzium-mangel und Osteoporose	Kalzium	Vorbeugung und Ausgleich eines Kalziummangels, unterstützende Behandlung von Osteoporose
	Hydrogen-karbonat	Gegen Übersäuerung, durch die Kalzium aus den Knochen gelöst wird
Magnesium-mangel	Magnesium	Vorbeugung und Ausgleich eines Magnesiummangels sowie dadurch verursachter Folgen (z. B. Muskelkrämpfe, Kopfschmerzen, Migräne), laut Studien positiver Einfluss von Magnesium auf Herz-Kreislauf-Erkrankungen und Diabetes mellitus
Karies und Fluorid	Fluorid	Vorbeugung von Karies, Stärkung des Zahnschmelzes, Hemmung der Säurebildung durch Kariesbakterien
Verdauung		
Verdauungs-beschwerden	Sulfat	Anregung der Verdauung, Stimulieren der Darmbewegung, Anregung der Verdauungssäfte von Bauchspeicheldrüse, Leber und Galle, Förderung der Gallenblasen-Entleerung, Normalisierung von Verdauungsfunktionen
	Kohlensäure	leichte Anregung der Verdauung, Beschleunigung der Magen-Entleerung

ANWENDUNGEN IM ÜBERBLICK

Anwendungs-bereiche	Wirkstoffe	Wirkungen
Galle, Leber und Bauchspeicheldrüse	Sulfat	Anregung von Bauchspeicheldrüse, Leber und Galle, Förderung des Galleflusses, Durchspülung der Gallenwege
Gallensteine	Sulfat	Anregung der Bildung von Gallenflüssigkeit in der Leber, Förderung der Gallensaft-Ausschüttung aus der Gallenblase, Stimulierung der Gallenblase, Verminderung des Harnsteinrisikos
Sodbrennen und saurer Magen	Hydrogenkarbonat	Säurebindung im Magen, Normalisierung der Säureproduktion
Nieren und Harnwege		
Blasenentzündung/Harnwegsinfekte	Heilwasser allgemein	Durchspülung der Harnwege
	Hydrogenkarbonat	bei Infekten im sauren Milieu: Neutralisierung bzw. Alkalisierung des Harns
	Sulfat, Kohlensäure	bei *E.-coli*-Infekten: Ansäuern des Harns
Harnsteine	Heilwasser allgemein	Durchspülung der Harnwege
	Hydrogenkarbonat	bei Kalzium-Oxalat-Harnsteinen: Neutralisierung des Harns, Verminderung des Ausfällungsrisikos von Kalzium-Oxalat
	Hydrogenkarbonat	bei Harnsäuresteinen: Neutralisierung des Harns, Verminderung des Ausfällungsrisikos von Harnsäure
	Hydrogenkarbonat	bei Zystinsteinen: Neutralisierung des Harns, Verminderung des Harnsteinbildungsrisikos

Anwendungsgebiete von Heilwässern

ANWENDUNGEN IM ÜBERBLICK

Anwendungs-bereiche	Wirkstoffe	Wirkungen
	Sulfat	bei Infektsteinen und Kalzium-Phosphat-Harnsteinen: Ansäuern des Harns, Verminderung des Harnsteinbildungsrisikos
	Kohlensäure	zur Behandlung von Harnsteinen mit unklarer Zusammensetzung
Stoffwechsel		
Säure-Basen-Haushalt/ Übersäuerung	Hydrogenkarbonat	basische Wirkung, Neutralisierung von Säuren im Körper, Unterstützung der körpereigenen Säurepuffer, Vorbeugung von Übersäuerung
Diabetes mellitus	Hydrogenkarbonat	kann laut Studien die Insulinwirkung verbessern, kann die Übersäuerung durch die bei Diabetes gebildeten Ketone vermindern
	Magnesium	kann laut Studien die Wirkung von Insulin unterstützen und möglicherweise Diabetes vorbeugen sowie Folgeerkrankungen reduzieren
Störung des Harnsäurestoffwechsels (Gicht)	Heilwasser allgemein	Durchspülen der Harnwege, Verbesserung der Harnausscheidung
	Hydrogenkarbonat	Neutralisierung des Harns, Reduktion des Ausfällungsrisikos von Harnsäure, Verminderung des Harnsäurespiegels im Blut

ANWENDUNGEN IM ÜBERBLICK

Anwendungsbereiche	Wirkstoffe	Wirkungen
Stoffwechsel		
Fettstoffwechsel und Cholesterin	Hydrogenkarbonat	kann laut Studien die Blutfettwerte verbessern und den Blutdruck senken
	Magnesium	kann laut Studien den Stoffwechsel des Herzmuskels verbessern und den Herzrhythmus stabilisieren; ausreichend Magnesium soll Studien zufolge die Wände der Blutgefäße vor Arteriosklerose schützen
	Sulfat	trägt laut Studien dazu bei, den Cholesterinspiegel zu senken
Allgemeine Anwendungsbereiche		
Schwangerschaft und Stillzeit	Heilwasser allgemein	Beitrag zur Deckung des erhöhten Flüssigkeitsbedarfs insbesondere während der Stillzeit
	Kalzium, Magnesium und andere Mineralstoffe	Beitrag zur Deckung des zusätzlichen Mineralstoffbedarfs
	Hydrogenkarbonat	Säureneutralisierung bei Sodbrennen in der Schwangerschaft
	Hydrogenkarbonat und Magnesium	kann bei Schwangerschaftsdiabetes helfen, den Blutzuckerspiegel zu senken
	Magnesium	kann laut Studien helfen, Präeklampsie vorzubeugen

Anwendungsgebiete von Heilwässern

ANWENDUNGEN IM ÜBERBLICK

Anwendungs-bereiche	Wirkstoffe	Wirkungen
Allgemeine Anwendungsbereiche		
Sport	Heilwasser allgemein	Beitrag zur Deckung des erhöhten Flüssigkeits- und Mineralstoffbedarfs
	Kalzium, Magnesium, Natrium und andere Mineralstoffe	Ersetzen ausgeschwitzter Mineralstoffe
	Natrium	Wasserbindung im Körper, schneller und effizienter Ausgleich des Flüssigkeitshaushalts

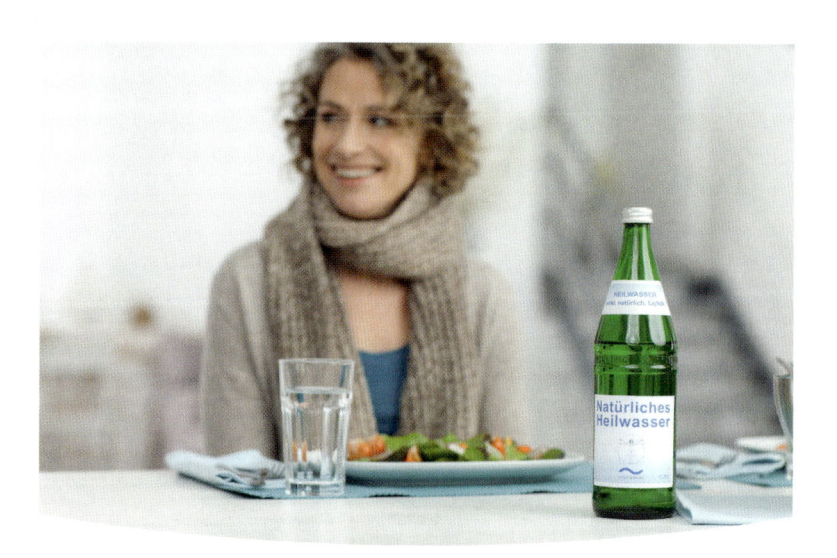

SPEZIAL

So machen Sie eine Heilwasser-Trinkkur zu Hause

Mit einer Heilwasser-Trinkkur können Sie Körper und Seele etwas Gutes tun. Sie füllen Ihre Depots an Flüssigkeit und Mineralstoffen auf und können Alltagsbeschwerden lindern. Vielleicht purzeln dabei sogar ein paar Pfunde. Für eine Trinkkur müssen Sie nicht in einen Kurort fahren, sondern Sie können sie einfach und bequem zu Hause durchführen.

1. Wählen Sie ein für Ihre Zwecke passendes Heilwasser. Informationen dazu finden Sie in diesem Kapitel sowie im Kapitel „Inhaltsstoffe und Wirkungen von Heilwässern" ab S. 22. Eine praktische Übersicht über die Anwendungsgebiete gibt die Tabelle auf S. 82 ff.
2. Trinken Sie über einen Zeitraum von vier bis sechs Wochen täglich einen bis 2,5 Liter Heilwasser. Diese Menge muss nicht zusätzlich getrunken werden, sondern kann einen Teil der üblichen Getränke ersetzen.
3. Am besten stellen Sie sich immer ein Glas Heilwasser griffbereit hin. Manche Heilwässer werden idealerweise über den Tag verteilt getrunken, andere besser morgens oder vor den Mahlzeiten. Empfehlungen zur Anwendung finden Sie bei den einzelnen Anwendungsgebieten sowie auf dem Etikett jeder Heilwasserflasche.

Zusätzliche Tipps für Ihre Trinkkur

- Wasser mit Zimmertemperatur ist besonders gut verträglich.
- Über den Tag verteilt getrunken, wirkt Heilwasser am besten. Denn regelmäßige kleinere Mengen sorgen dafür, dass die Wirkstoffe optimal aufgenommen werden.
- Bei Verdauungsstörungen sollte ein Heilwasser morgens auf nüchternen Magen bzw. vor den Mahlzeiten getrunken werden.
- Die Stärke der erwünschten Wirkung können Sie durch die Trinkmenge, -geschwindigkeit und die Temperatur des Wassers beeinflussen. Je größer die getrunkene Menge, je schneller Sie es trinken und je kälter es ist, desto stärker ist der auf den Körper ausgeübte Reiz.

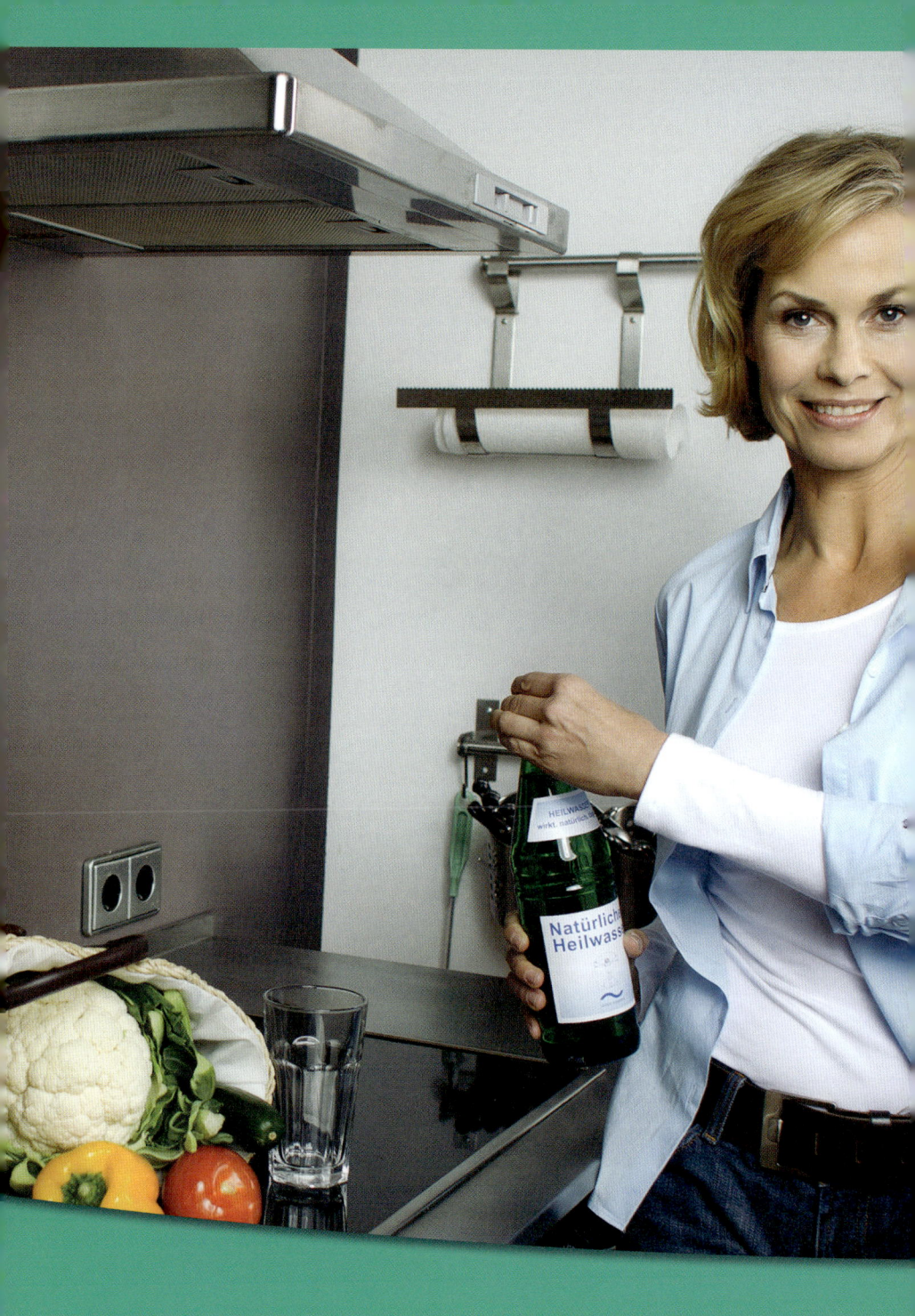

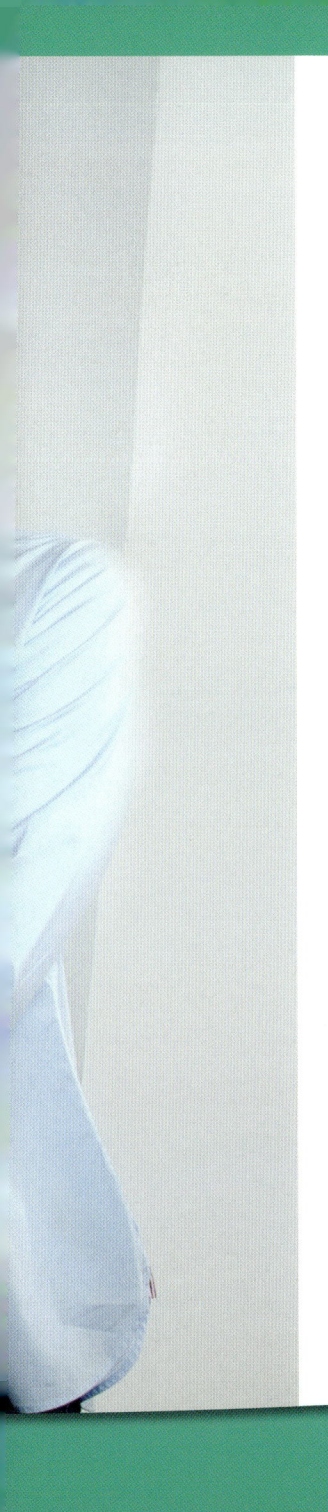

Praktische Tipps zu Kauf und Anwendung

Nachdem Sie wissen, wie vielfältig Heilwässer helfen können, interessiert Sie sicherlich, welche Heilwässer es auf dem Markt gibt und wo man sie kaufen kann. Antworten auf diese und viele weitere praktische Fragen gibt dieses Kapitel.

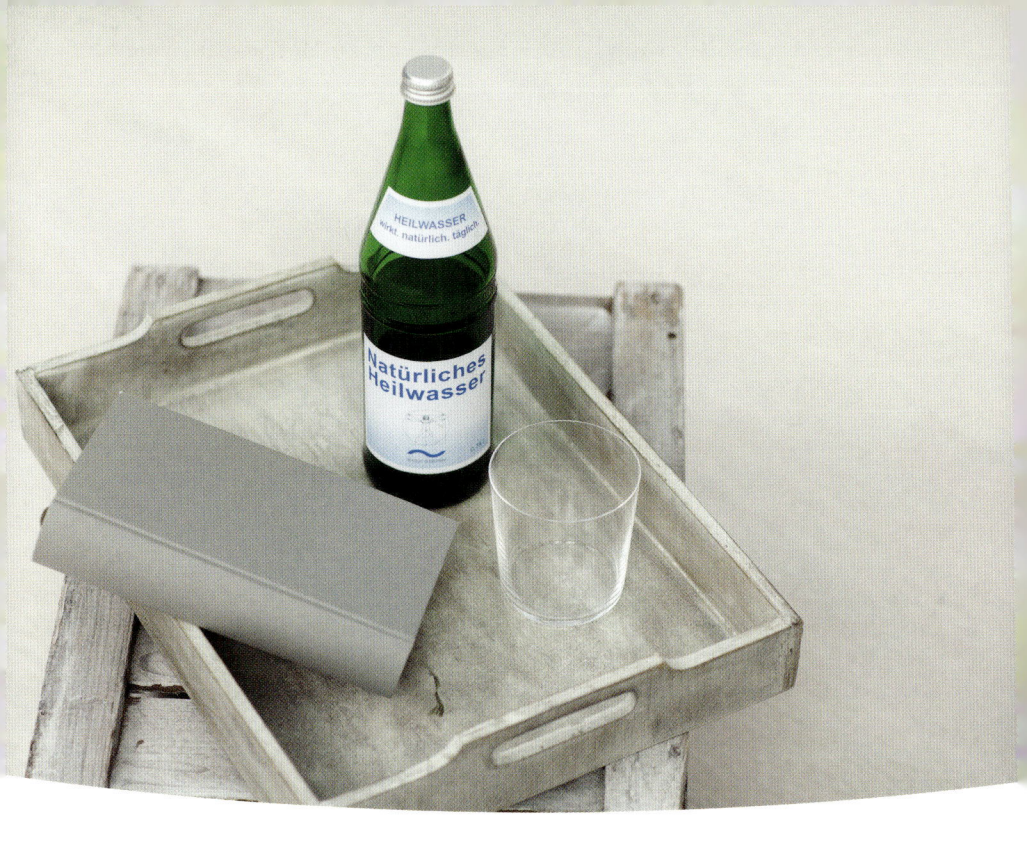

Häufige praktische Fragen zu Heilwässern

Zu Heilwässern werden immer wieder ganz konkrete und praktische Fragen gestellt. Darf eigentlich jeder Heilwässer trinken? Kann man es täglich trinken? Und wo kann man Heilwässer kaufen? Hier finden Sie Antworten darauf.

WAS ist ein Heilwasser?

In Flaschen abgefüllte natürliche Wässer gelten nur dann als Heilwässer, wenn sie wissenschaftlich nachweisen können, dass sie vorbeugend, lindernd oder heilend wirken. Heilwässer müssen vom Bundesinstitut für Arzneimittel offiziell zugelassen werden.

WIE wirken Heilwässer?

Für die gesundheitlichen Wirkungen von Heilwässern sind die darin enthaltenen Mineralstoffe, Spurenelemente und andere natürliche Wirkstoffe verantwortlich. Heilwässer wirken besonders sanft und zeigen in der Regel keine Nebenwirkungen, auch nicht, wenn man sie in größeren Mengen trinkt. Bitte beachten Sie dazu auch die Informationen auf dem Flaschenetikett.

WER kann Heilwässer trinken?

Grundsätzlich kann jeder Erwachsene Heilwasser trinken und bei Bedarf auch Kinder. Beachten sollte man dabei mögliche Gegenanzeigen auf dem Flaschenetikett. Menschen, bei denen Herz und Nieren nur eingeschränkt arbeiten, vertragen nicht viel Flüssigkeit. Sie sollten mit Getränken generell vorsichtig sein. Bei bestehenden Erkrankungen kann es sinnvoll sein, die Anwendung eines Heilwassers mit erfahrenen Gesundheitsfachkräften abzustimmen.

WIE OFT kann man Heilwasser trinken?

Fast alle in Flaschen abgefüllten Heilwässer können ohne Nebenwirkungen täglich, auch in größeren Mengen, getrunken werden. Es ist also durchaus möglich, die normalen Getränke einfach durch ein Heilwasser zu ersetzen. Auf dem Etikett jeder Heilwasserflasche finden Sie eine Trinkempfehlung.

WIE wendet man Heilwässer an?

Um Gesundheit und Wohlbefinden sanft zu unterstützen, empfiehlt es sich in der Regel, täglich ein Heilwasser zu trinken (eine bis zwei Flaschen pro Tag). Bei vielen Beschwerden lassen sich Heilwässer auch gezielt als Kur anwenden mit zwei bis drei Flaschen pro Tag über vier bis sechs Wochen. Wer mit Heilwässern vorbeugt oder die Behandlung unterstützt, kann oft Medikamente sparen. Neben der direkten Wirkung auf Organe und Stoffwechsel können Trinkkuren auch dazu beitragen, dass sich Organfunktionen und Stoffwechselprozesse auf Dauer wieder normalisieren.

Praktische Tipps zu Kauf und Anwendung

WIE schmecken Heilwässer?

Die in Flaschen abgefüllten Heilwässer schmecken ganz ähnlich wie Mineralwässer. Die meisten besitzen einen sehr milden Geschmack, manche schmecken etwas intensiver.

WORAN erkennt man Heilwässer?

Früher wurden Heilwässer überwiegend in die klassischen grünen Glasflaschen abgefüllt. Heute bieten einige Brunnenbetriebe ihre Heilwässer auch in eigenen attraktiven Glasflaschen oder in PET-Flaschen an. Entscheidend ist, dass die Bezeichnung Heilwasser auf dem Etikett steht und eine offizielle Zulassungsnummer verzeichnet ist. Auf dem Etikett müssen immer auch die Anwendungsgebiete und Trinkempfehlungen aufgeführt sein, sowie weitere Informationen (s. S. 94).

WO bekommt man Heilwässer?

Heilwässer sind in gut sortierten Lebensmittel- und Getränkemärkten erhältlich. Manche Brunnen bieten auch einen Versand ihrer Heilwässer an. Für weitere Informationen über die Vertriebswege wenden Sie sich am besten direkt an die einzelnen Brunnenbetriebe. Hinweise und Kontaktdaten sind auch in den Kurzprofilen der Heilwässer ab S. 102 zu finden.

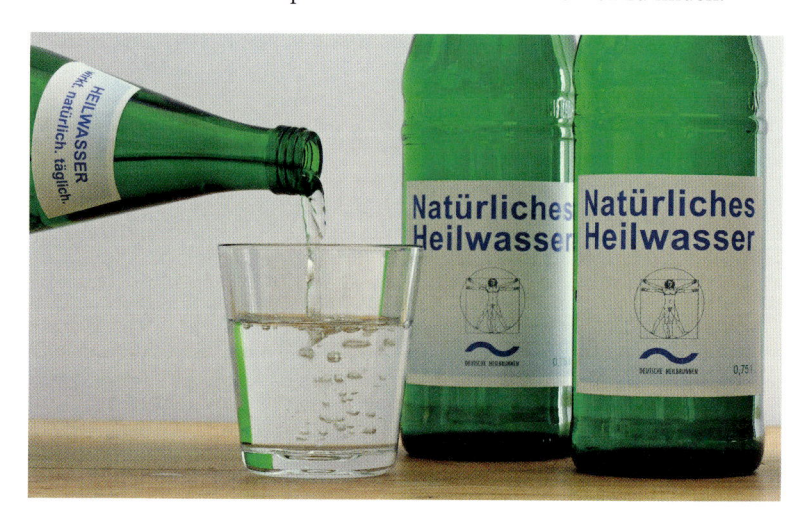

SPEZIAL

Voraussetzungen für die Zulassung als Heilwasser

Wenn ein Wasser als Heilwasser in den Handel kommen soll, benötigt es eine Zulassung durch das Bundesinstitut für Arzneimittel und Medizinprodukte (BfArM). Selbst als mild wirksames Naturheilmittel muss es die strengen Vorschriften des Arzneimittelgesetzes erfüllen.

Wirksamkeit nachweisen

Voraussetzung ist zunächst, dass es sich um ein natürliches Wasser handelt, das wie Mineralwasser, aus tiefen unterirdischen Quellen stammt. Um eine Zulassung als Heilwasser zu erhalten, muss neben der Qualität und Unbedenklichkeit seine Wirksamkeit nachgewiesen werden.

Umfangreiche Gutachten erforderlich

Für die Zulassung sind umfangreiche Unterlagen einzureichen. Eine vollständige Analyse des Heilwassers fasst die Ergebnisse der physikalischen, chemischen und mikrobiologischen Überprüfung zusammen. Um nachzuweisen, dass das Heilwasser vorbeugend, lindernd oder heilend wirkt, werden ausführliche Sachverständigengutachten vorgelegt, die auf klinischen Studien oder anderem nach wissenschaftlichen Methoden aufbereitetem Erkenntnismaterial beruhen. Zudem werden pharmakologisch-toxikologische Gutachten erstellt.

Hohe Anforderungen an Betrieb und Qualität

Damit der Heilbrunnen eine Herstellungserlaubnis für Heilwässer erhält, muss er zudem bestimmte personelle und technische Voraussetzungen erfüllen. So müssen beim Abfüllen, Prüfen und Lagern von Heilwasser stets höchste Qualitätsanforderungen eingehalten werden. Die Zulassung eines Heilwassers ist für den Brunnenbetrieb mit hohem Aufwand verbunden und zieht sich meist über Jahre hin. Erst nach erfolgreicher Zulassung darf sich ein Wasser offiziell Heilwasser nennen. Es gilt dann als Arzneimittel und darf mit den amtlich bestätigten vorbeugenden, lindernden und heilenden Eigenschaften werben.

Praktische Tipps zu Kauf und Anwendung

Informationen auf dem Etikett

Das Etikett einer Heilwasserflasche ist eine hervorragende Quelle für alle wichtigen Informationen. Es leistet damit gute Dienste, um das passende Heilwasser für die eigenen Bedürfnisse auszuwählen.

Die Zulassungsbehörde hat genau festgelegt, welche Informationen auf dem Etikett aufzuführen sind. Vor allem gibt es detailliert die Zusammensetzung des Wassers und seine Anwendungsgebiete an. Auch Empfehlungen zur Trinkmenge sowie Hinweise zu Gegenanzeigen, Neben- und Wechselwirkungen sind vorgeschrieben. Nicht zuletzt nennt das Etikett den Namen der Heilwasserquelle und gibt Auskunft über Namen und Anschrift des abfüllenden Brunnenbetriebes. Darüber hinaus enthält es die amtliche Zulassungsnummer und die Chargenbezeichnung.

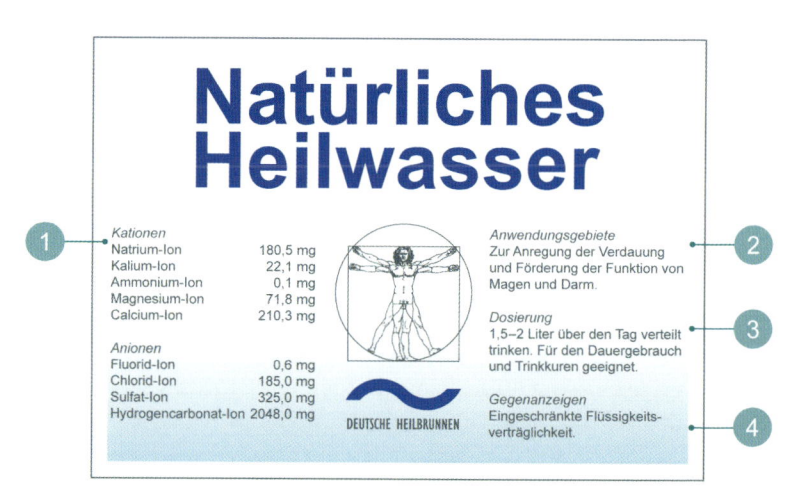

Natürliches Heilwasser

Kationen
Natrium-Ion	180,5 mg
Kalium-Ion	22,1 mg
Ammonium-Ion	0,1 mg
Magnesium-Ion	71,8 mg
Calcium-Ion	210,3 mg

Anionen
Fluorid-Ion	0,6 mg
Chlorid-Ion	185,0 mg
Sulfat-Ion	325,0 mg
Hydrogencarbonat-Ion	2048,0 mg

Anwendungsgebiete
Zur Anregung der Verdauung und Förderung der Funktion von Magen und Darm.

Dosierung
1,5–2 Liter über den Tag verteilt trinken. Für den Dauergebrauch und Trinkkuren geeignet.

Gegenanzeigen
Eingeschränkte Flüssigkeitsverträglichkeit.

DEUTSCHE HEILBRUNNEN

① Zusammensetzung
Hier sind die wirksamen Inhaltsstoffe nach Art und Menge aufgelistet.

② Anwendungsgebiete
Auf jedem Heilwasseretikett müssen die von der Arzneimittelbehörde zugelassenen Anwendungsgebiete verzeichnet sein. Darüber hinaus sind jedoch weitere Wirkungen und Anwendungen möglich.

③ Trinkempfehlung
Das Etikett liefert Hinweise, in welchen Mengen und wie lange ein Heilwasser getrunken werden sollte.

④ Gegenanzeigen, Neben- und Wechselwirkungen
Gibt es Fälle, in denen Heilwasser nicht getrunken werden sollte, ist dies auf dem Etikett vermerkt. Das gilt auch für Neben- und Wechselwirkungen.

Wo gibt es Heilwässer in Deutschland?

Mit seinen zahlreichen Quellen ist Deutschland eines der wasserreichsten Länder der Erde. Wir können uns glücklich schätzen, naturreine Heil- und Mineralwässer von höchster Qualität direkt vor unserer Haustür zu finden. Während Mineralwasserquellen praktisch überall in Deutschland vorkommen, konzentrieren sich Heilquellen vorwiegend in bestimmten Gegenden. Das liegt daran, dass Heilwässer in der Regel hohe Gehalte an Mineralstoffen und anderen wirksamen Inhaltsstoffen aufweisen müssen, um eine gesundheitliche Wirkung zu erzielen. Eine entsprechend hohe Mineralisierung entsteht nur unter bestimmten geologischen Bedingungen.

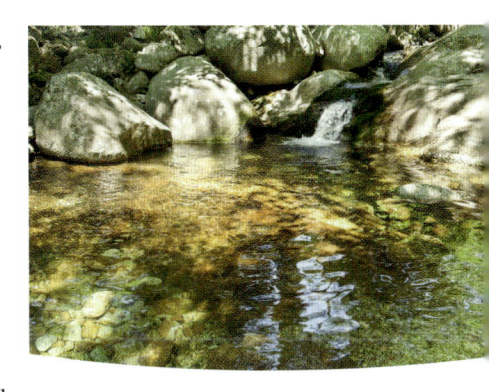

Gesteine der Region bestimmen Inhaltsstoffe und Heilwirkung

Schon der römische Naturforscher Plinius der Ältere (23–79 n. Chr.) hatte erkannt: „Die Wässer sind genauso beschaffen wie der Untergrund, durch den sie fließen." Deshalb ist jedes natürliche Wasser ein Spiegel seiner Region. Auf seinem Weg durch tiefe Schichten der Erde löst das Wasser verschiedene Mineralstoffe aus dem Umgebungsgestein und nimmt sie auf. Welche das sind, ist abhängig vom Weg, den das Wasser durchfließt, von den vor Ort vorhandenen Gesteinen und der Verweildauer. So verleihen die Gesteinsschichten der Region dem Heilwasser seine einzigartige Zusammensetzung und damit auch seine Heilwirkung. Dadurch entstehen auf ganz natürlichem Weg spezifische regionale „Wellnessprodukte".

Jedes natürliche Wasser ist ein Spiegel seiner Region.

Welche Gesteine liefern welche Wirkstoffe?

Doch aus welchen Gesteinen stammen die typischen Inhaltsstoffe unserer Heilwässer? Die Zusammensetzung der Gesteine ist noch vielfältiger und komplexer als die der Heilwässer. Insofern lässt sich die Herkunft der einzelnen Wirkstoffe nicht immer bis ins Detail klären. Man kann jedoch einige typische Herkunftsgesteine aufzeigen.

Praktische Tipps zu Kauf und Anwendung

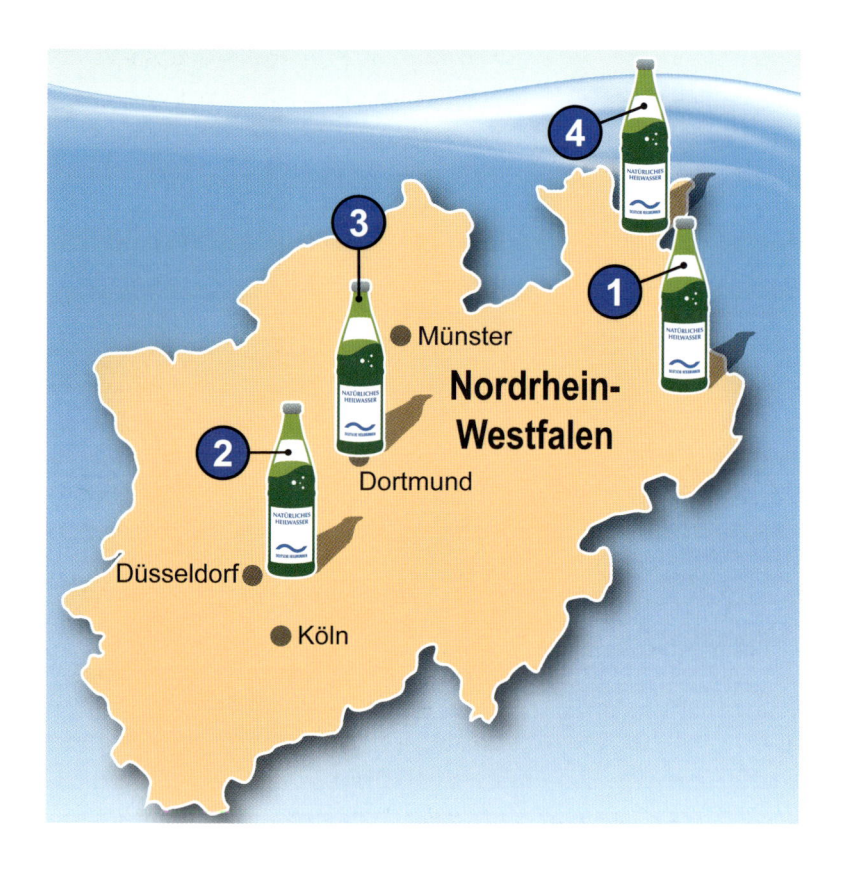

Heilwassermarken in Nordrhein-Westfalen

1 Bad Driburger
Caspar-Heinrich-Quelle
Bad Driburg

2 **Haaner Felsenquelle**
Haan

3 **Sankt Libori**
Dortmund-Derne

4 **St. Margareten Heilwasser**
Steinsiek/Löhne

Aus kalkreichen Gesteinen löst das Wasser Hydrogenkarbonat und Kalzium. Von Kalkgesteinen bzw. Spat-Einlagerungen stammt in der Regel auch Fluorid. Eng verwandt mit Kalkstein ist Dolomit. Aus Dolomitgestein gelangt neben Kalzium und Hydrogenkarbonat auch Magnesium in das Wasser. Gesteine, die viel Gips enthalten, bewirken eine Anreicherung des Wassers mit Sulfat. Fließt das Wasser an unterirdischen Salzablagerungen der Urmeere entlang, wird es mit Chlorid und Natrium angereichert. In Gebieten vulkanischen Ursprungs findet man natürliche Kohlensäurequellen. Zudem geben die verschiedenen Gesteine weitere Mineralstoffe, Spurenelemente und Wirkstoffe ins Wasser ab. Hierzu zählen z. B. Kieselsäure oder Spurenelemente wie Jod oder Zink.

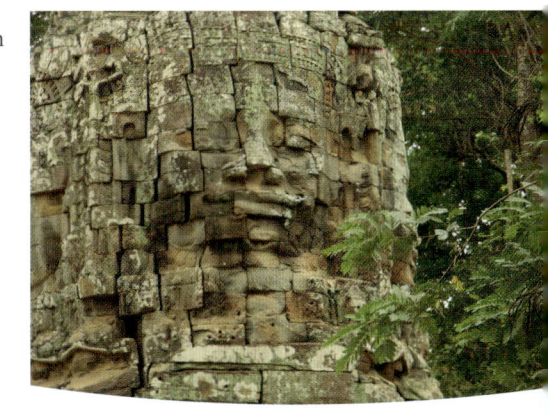

Heilwasser-Regionen in Deutschland

Heilwässer gibt es nur in bestimmten Regionen Deutschlands. Denn Voraussetzung für die Wirkung von Heilwässern ist in der Regel ein hoher Gehalt an Mineralstoffen bzw. deren besondere Zusammensetzung, und diese entsteht nur unter bestimmten Bedingungen. Besonders reich mineralisiert sind Wässer aus Gebieten, deren Untergrund geologische Brüche aufweist. Dazu zählen vor allem die Ränder von Gebirgen wie z. B. Eifel, Schwäbische Alb oder Oberrheingraben. Entlang der unterirdischen Bruchflächen der Gesteine findet das Wasser Fließwege und erhält die Möglichkeit, Mineralstoffe aus dem Gestein zu lösen. Zum Herauslösen der Mineralstoffe benötigt es allerdings lange Zeit. Ist natürliche Kohlensäure vorhanden, unterstützt dies den Lösungsprozess.

Auch wenn in einer Region bestimmte Gesteine vorherrschen, ergeben Besonderheiten der Geologie immer wieder besondere Wässer, die sich vom üblichen Typus der Region abheben. Manche Wässer sind auf ihrem langen Weg aus anderen Regionen quasi eingewandert. Zudem hängt die Art der Mineralisierung davon ab, welche Schichten im Untergrund „angezapft" werden.

Praktische Tipps zu Kauf und Anwendung

Heilwassermarken in Rheinland-Pfalz

1 Dunaris
Daun

2 Heppinger Extra
Bad Neuenahr-Ahrweiler

3 St. Gero
Gerolstein

4 Staatl. Fachingen STILL
Fachingen/Lahn

5 Vulkania-Heilwasser
Dreis-Brück

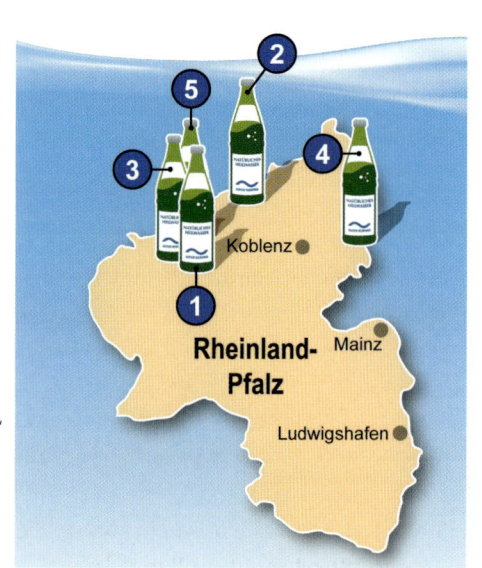

Heilwassermarken in Hessen

1 Biskirchener Karlssprudel
Leun-Biskirchen

2 Förstina St. Maria-Brunnen
Eichenzell-Lütter

3 Kur Selters
Bad Camberg

4 Odenwälder Heilquelle
Heppenheim

5 Römerbrunnen
Bad Vilbel

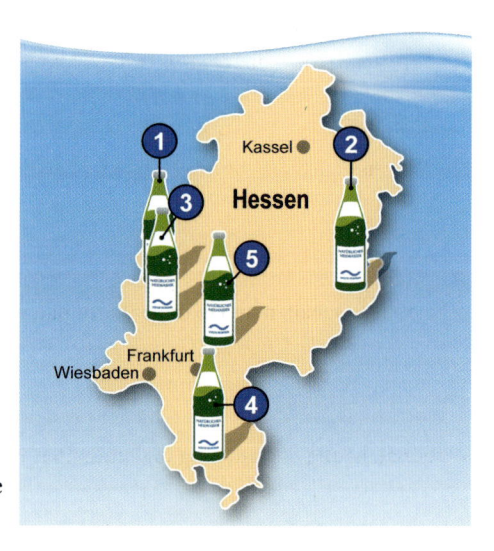

Wo gibt es Heilwässer in Deutschland?

Mittleres Westdeutschland:
Nordrhein-Westfalen, Niedersachsen, Hessen und Rheinland-Pfalz
Im mittleren Westen Deutschlands findet sich eine Vielzahl von Heilquellen. Im Weserbergland, in Nordhessen und Teilen der Eifel kommen häufig Dolomite vor. Deshalb sind hier viele Wässer reich an Kalzium, Magnesium und Hydrogenkarbonat. Die vulkanische Vorgeschichte in Eifel, Rhön, Vogelsberg und am Oberrheingraben sorgt für einen hohen Gehalt an natürlicher Kohlensäure in den dortigen Wässern. Gipseinschlüsse, z. B. im Weserbergland, reichern die Wässer mit verdauungsförderndem Sulfat an. Im mittleren Westen Deutschlands, etwa im Taunus, finden sich aber auch Kalkgesteine, die für höhere Mengen an Kalzium und Hydrogenkarbonat verantwortlich sind und teilweise interessante Mengen an Fluorid mit sich bringen.

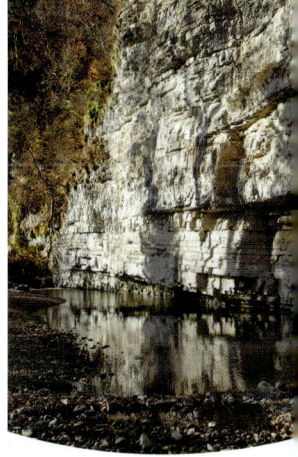

Süddeutschland: Baden-Württemberg und Bayern
Baden-Württemberg ist das Bundesland mit den meisten Heilquellen in Deutschland. In der nordwürttembergischen Stufenlandschaft und in Franken kommen gipshaltige Gesteine vor. Deshalb finden sich hier Wässer mit reichlich Sulfat, dabei auch hohe Gehalte an Kalzium und Magnesium. Entlang des Oberrheingrabens ist die Erdkruste erheblich dünner. Deshalb kommen hier sehr häufig warme Quellen vor. Im seismisch aktiven Neckartal findet man reine Kohlensäurequellen und natürliche Säuerlinge (s. S. 38), die teilweise auch erhebliche Mengen an Hydrogenkarbonat enthalten.

Auf der Schwäbischen Alb findet man in tieferen Gesteinsschichten Muschelkalk. Daraus resultieren stark mineralisierte Heilquellen mit teilweise sehr hohen Gehalten an Hydrogenkarbonat, welches hier kombiniert mit Natrium, aber auch mit Kalzium vorliegt. Der nördliche Schwarzwald ist vom roten Buntsandstein geprägt. Seine Thermal-Heilbäder sind weithin bekannt, seine Mineral- und Heilwässer sind reich an Natrium-Hydrogenkarbonat, häufig fluoridhaltig und enthalten viel Kieselsäure. Im mittleren Schwarzwald mit viel Granit und Gneis finden sich kohlensäurereiche und eisenhaltige Säuerlinge. Im südlichen Schwarzwald kommt weniger natürliche Kohlensäure vor. Deshalb lösen die Wässer hier aus den Graniten und Gneisen weniger Mineralstoffe heraus, kommen dafür aber oft als Thermalwässer an die Oberfläche.

Im Schwarzwald gibt es viele Thermal-Heilbäder mit warmen Quellen.

Praktische Tipps zu Kauf und Anwendung

Heilwassermarken in Baden-Württemberg

1 Adelheidquelle
Bad Überkingen

2 Bad Dürrheimer Bertolds Quelle
Bad Dürrheim

3 Bad Griesbacher Natürliches Heilwasser
Bad Peterstal-Griesbach

4 Bad Liebenzeller Paracelsus-Quelle II
Bad Liebenzell

5 Bad Mergentheimer Karlsquelle
Bad Mergentheim

6 Bad Niedernauer Römerquelle
Bad Niedernau

7 Ensinger Schiller Quelle
Vaihingen-Ensingen

8 Hirschquelle
Bad Teinach

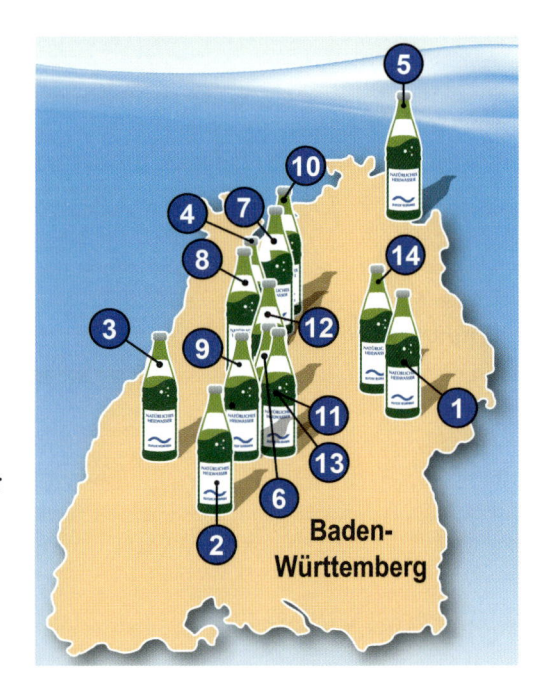

9 Imnauer Eugenie-Quelle Heilwasser
Haigerloch-Bad Imnau

10 Karl-Eugen-Quelle Natürliches Heilwasser
Sachsenheim-Spielberg

11 Naturquell Heilfüllung
Rottenburg/Obernau

12 Rohrauer Friedrichsquelle
Gärtringen-Rohrau

13 Schloßgarten Quelle
Rottenburg-Obernau

14 St. Christophorus
Göppingen-Jebenhausen

100

Wo gibt es Heilwässer in Deutschland?

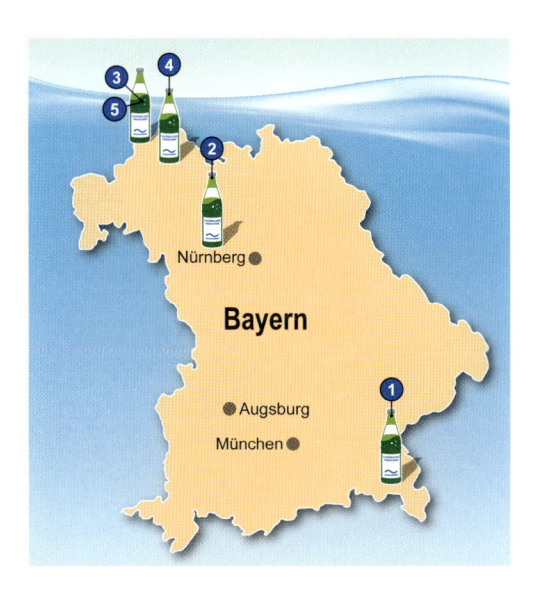

Heilwassermarken in Bayern

1 **Adelholzener Primus Heilquelle**
Siegsdorf

2 **Bad Windsheimer St. Anna**
Bad Windsheim

3 **Staatl. Bad Brückenauer Heilwasser**
Bad Brückenau

4 **Staatlich Bad Kissinger Rakoczy**
Bad Kissingen

5 **Wernarzer Wasser**
Bad Brückenau

Nord- und Ostdeutschland

Die norddeutsche Tiefebene nördlich der deutschen Mittelgebirge wurde von der Eiszeit und ihren Gletscherablagerungen geprägt. Hier findet man vor allem Quarzsande, Kies und Geschiebe kristalliner Gesteine. Darunter liegen ältere Gesteine, die häufig Salze enthalten. Aufgrund dieser geologischen Voraussetzungen gibt es im Norden und Osten Deutschlands zwar viele wertvolle Mineralwässer und stark salzhaltige Solen, jedoch kaum Heilwässer. Das einzige Heilwasser, das in diesem Gebiet derzeit in Flaschen abgefüllt wird, ist die **Naturella Waldquelle** aus Rinteln in Niedersachsen.

Aufgrund der Geologie gibt es im Norden und Osten Deutschlands kaum Heilwässer.

Praktische Tipps zu Kauf und Anwendung

Kurzprofile der Heilwassermarken

In Deutschland werden derzeit etwa 34 in Flaschen abgefüllte Heilwässer verkauft. Darüber hinaus werden in Kurorten zahlreiche Heilwässer am Ort der Quelle direkt ausgeschenkt und angewendet. Einige weitere Heilwässer schlummern ungenutzt in der Erde, weil manche Brunnen sie aus wirtschaftlichen Gründen nicht mehr abfüllen. In der folgenden Übersicht finden Sie Kurzprofile der in Flaschen abgefüllten deutschen Heilwässer mit ihren Inhaltsstoffen und Anwendungsgebieten sowie Kontaktdaten der jeweiligen Brunnen.

Zu Risiken und Nebenwirkungen der Heilwässer lesen Sie das jeweilige Etikett und fragen Sie Ihren Arzt oder Apotheker.

ADELHEIDQUELLE

Wichtigste Inhaltsstoffe (mg/l):	Magnesium (102), Hydrogenkarbonat (2.999), Kohlendioxid (1.990), Kalzium (152), Fluorid (0,71), Sulfat (317)
Anwendungsgebiete:	Zur Anregung der Verdauung. Zur Förderung der Funktion von Magen und Darm. Zur Vorbeugung von Harnsäure- und Kalzium-Oxalat-Harnsteinen. Zur unterstützenden Behandlung bei chronischen Harnwegsentzündungen mit Ausnahme von Infektionen mit *E. coli*.
Erhältlich:	Bitte aktuelle Bezugsquellen direkt beim Brunnen erfragen.
Kontakt:	IQ 4 YOU GmbH Geislinger Straße 61 73337 Bad Überkingen Tel.: 07331/3034-0 E-Mail: info@iq4you.de
	www.iq4you.de

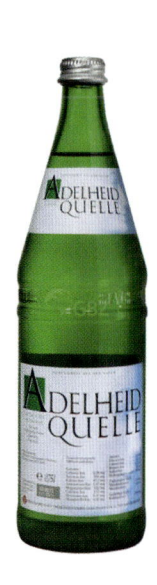

Kurzprofile der Heilwassermarken

ADELHOLZENER PRIMUS HEILQUELLE

Wichtigste Inhaltsstoffe (mg/l):	Kohlendioxid (2.160), Kalzium (88), Magnesium (29), Fluorid (0,07), Hydrogenkarbonat (412), Sulfat (8)
Anwendungsgebiete:	Traditionell angewendet – zur Unterstützung der Funktion von Magen und Darm. Zur Unterstützung der Harnausscheidung.
Erhältlich:	Bayern, Teile von Baden-Württemberg und Thüringen, Bioläden und Lebensmitteleinzelhandel
Kontakt:	Adelholzener Alpenquellen GmbH St.-Primus-Straße 1–5 83313 Siegsdorf Tel.: 08662/62-0 E-Mail: info@adelholzener.de
	www.adelholzener.de

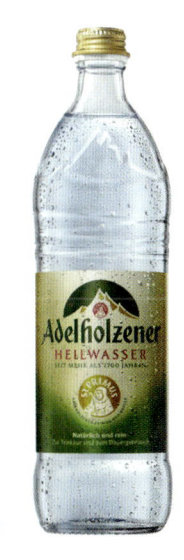

BAD DRIBURGER CASPAR-HEINRICH-QUELLE

Wichtigste Inhaltsstoffe (mg/l):	Kalzium (283), Hydrogenkarbonat (1.144), Kohlendioxid (2.380), Magnesium (67), Fluorid (0,37), Sulfat (104), Metakieselsäure (23)
Anwendungsgebiete:	Zur Anregung der Verdauungsfunktion. Zur Durchspülbehandlung bei Erkrankungen der ableitenden Harnwege und Harnsteinleiden. Zur Anregung der Funktion des Magens. Zur Besserung der Kalziumversorgung.
Erhältlich:	NRW
Kontakt:	Bad Driburger Naturparkquellen GmbH & Co. KG Gräfin-Margarete-Allee 1 33014 Bad Driburg Tel.: 05253/95-2740 E-Mail: info@bad-driburger.de
	www.bad-driburger.de

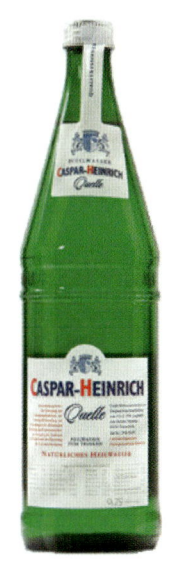

Praktische Tipps zu Kauf und Anwendung

BAD DÜRRHEIMER BERTOLDS QUELLE

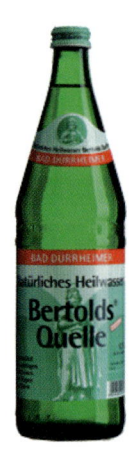

Wichtigste Inhaltsstoffe (mg/l):	Kalzium (363), Kohlendioxid (2.240), Magnesium (50), Fluorid (0,53), Hydrogenkarbonat (368), Sulfat (788), Metakieselsäure (28)
Anwendungsgebiete:	Zur allgemeinen Anregung der Verdauungsfunktionen. Unterstützend bei Harnwegsinfekten.
Erhältlich:	Bitte aktuelle Bezugsquellen direkt beim Brunnen erfragen.
Kontakt:	Bad Dürrheimer Mineralbrunnen GmbH & Co. KG Heilbrunnen Seestraße 11 78073 Bad Dürrheim Tel.: 07726/6609-0 E-Mail: info@bad-duerrheimer.de
	www.bad-duerrheimer.de

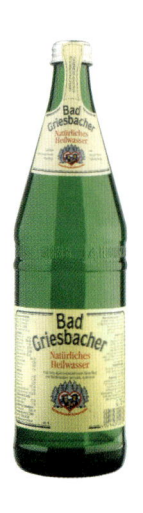

BAD GRIESBACHER NATÜRLICHES HEILWASSER

Wichtigste Inhaltsstoffe (mg/l):	Kalzium (264), Kohlendioxid (2.890), Magnesium (43), Fluorid (0,98), Hydrogenkarbonat (1.215), Sulfat (103), Metakieselsäure (31)
Anwendungsgebiete:	Zur Anregung der Verdauungsfunktion. Zur Förderung der Harnausscheidung bei chronischen Harnwegsentzündungen mit Ausnahme von Infektionen mit E. coli.
Erhältlich:	Bitte aktuelle Bezugsquellen direkt beim Brunnen erfragen.
Kontakt:	Griesbacher Mineral- und Heilquellen GmbH Gerhard-Rummler-Straße 1 74343 Sachsenheim Tel.: 07147/6010-0 E-Mail: info@griesbacher.de
	www.griesbacher.de

Kurzprofile der Heilwassermarken

BAD LIEBENZELLER PARACELSUS-QUELLE II

Wichtigste Inhaltsstoffe (mg/l):	Fluorid (1,88), Kohlendioxid (2.800), Kalzium (46), Magnesium (7), Hydrogenkarbonat (350), Sulfat (46), Metakieselsäure (56)
Anwendungsgebiete:	Zur Kariesprophylaxe ab dem dritten Lebensjahr.
Erhältlich:	Bitte aktuelle Bezugsquellen direkt beim Brunnen erfragen.
Kontakt:	Mineralbrunnen Bad Liebenzell (Betrieb der Kurverwaltung Bad Liebenzell GmbH) Kurhausdamm 2–4 75378 Bad Liebenzell Tel.: 07052/408-0 E-Mail: info@bad-liebenzell.de
	www.bad-liebenzell.de

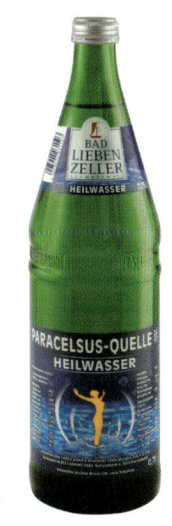

BAD MERGENTHEIMER KARLSQUELLE

Wichtigste Inhaltsstoffe (mg/l):	Natrium (4.126), Chlorid (5.460), Kalzium (686), Magnesium (333), Sulfat (3.035), Hydrogenkarbonat (1.464), Fluorid (0,35), Kohlendioxid (990)
Anwendungsgebiete:	Zur Anregung der Gallen- und Pankreassekretion. Zur kurzfristigen Anwendung bei Störungen der Darmmotilität ohne nachweisbare Ursache.
Erhältlich:	Bitte aktuelle Bezugsquellen direkt beim Brunnen erfragen.
Kontakt:	Kurverwaltung Bad Mergentheim GmbH Lothar-Daiker-Straße 4 97980 Bad Mergentheim Tel.: 07931/965-0 E-Mail: info@kur-badmergentheim.de
	www.kur-badmergentheim.de

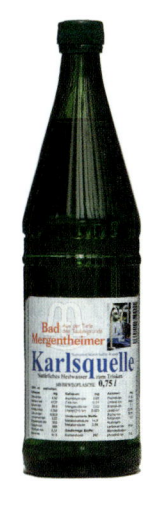

Praktische Tipps zu Kauf und Anwendung

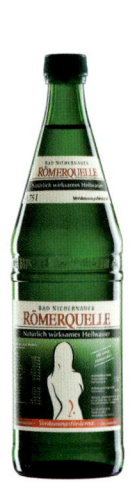

BAD NIEDERNAUER RÖMERQUELLE

Wichtigste Inhaltsstoffe (mg/l):	Kalzium (397), Kohlendioxid (3.080), Magnesium (57), Fluorid (0,61), Hydrogenkarbonat (899), Sulfat (462), Metakieselsäure (15)
Anwendungsgebiete:	Zur allgemeinen Anregung der Funktion von Magen und Darm. Zur Förderung der Harnausscheidung, auch bei Harnwegserkrankungen. Zur Besserung der Kalziumversorgung und zur unterstützenden Behandlung der Osteoporose.
Erhältlich:	Internetseite Händler (siehe Kontakt)
Kontakt:	AQUA RÖMER GmbH & Co. KG Boller Straße 132 73035 Göppingen Tel.: 07161/4038-0 E-Mail: info@natuerlich-wirksames-heilwasser.de
	www.natuerlich-wirksames-heilwasser.de

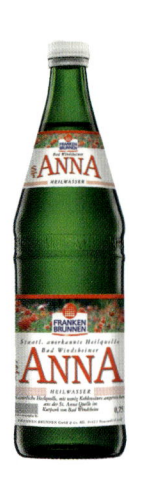

BAD WINDSHEIMER ST. ANNA HEILWASSER

Wichtigste Inhaltsstoffe (mg/l):	Kalzium (598), Sulfat (1.525), Kohlendioxid (4.532), Magnesium (75), Fluorid (0,23), Hydrogenkarbonat (372)
Anwendungsgebiete:	Zur allgemeinen Anregung der Verdauungsfunktionen und zur unterstützenden Behandlung bei Harnwegsinfekten.
Erhältlich:	Getränkehandel und Lebensmittelhandel
Kontakt:	FRANKEN BRUNNEN GmbH & Co. KG Bamberger Straße 90 91413 Neustadt a. d. Aisch Tel.: 09161/789-0 E-Mail: info@frankenbrunnen.de
	www.frankenbrunnen.de

BISKIRCHENER KARLSSPRUDEL

Wichtigste Inhaltsstoffe (mg/l):	Hydrogenkarbonat (1.367), Kohlendioxid (4.620), Kalzium (190), Magnesium (72), Fluorid (0,53), Sulfat (34), Metakieselsäure (17)
Anwendungsgebiete:	Zur Förderung der Funktion des Magens. Zur allgemeinen Anregung der Verdauung. Zur Förderung der Harnausscheidung bei urologischen Erkrankungen. Zur unterstützenden Behandlung von Harnwegsinfekten mit Ausnahme von *E.-coli*-Infektionen.
Erhältlich:	Bitte aktuelle Bezugsquellen direkt beim Brunnen erfragen
Kontakt:	Stegili & Schmidt GmbH Am Karlssprudel 28 35638 Biskirchen Tel.: 06473/761 E-Mail: info@westerwaldquelle.de
	www.karlssprudel.de

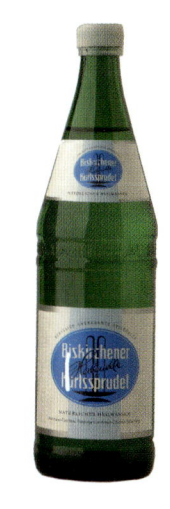

DUNARIS

Wichtigste Inhaltsstoffe (mg/l):	Magnesium (120), Hydrogenkarbonat (2.599), Kohlendioxid (3.020), Kalzium (89), Fluorid (0,22), Sulfat (39), Metakieselsäure (65)
Anwendungsgebiete:	Zur allgemeinen Anregung der Verdauungsfunktion. Zur Förderung der Harnausscheidung. Zur Prophylaxe von Harnsäuresteinen. Zur unterstützenden Behandlung von chronischen Harnwegsentzündungen mit Ausnahme von Infektionen mit *E. coli*. Zur Besserung der Magnesiumversorgung.
Erhältlich:	Bitte aktuelle Bezugsquellen direkt beim Brunnen erfragen.
Kontakt:	Dauner Sprudel GmbH Maria-Hilf-Straße 22 54550 Daun Tel.: 06592/9698-0 E-Mail: office@dauner-sprudel.de
	www.dauner-sprudel.de

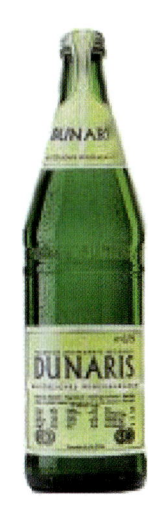

Praktische Tipps zu Kauf und Anwendung

ENSINGER SCHILLER QUELLE

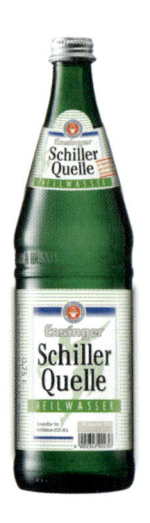

Wichtigste Inhaltsstoffe (mg/l):	Kalzium (557), Magnesium (109), Sulfat (1.534), Kohlendioxid (2.250), Hydrogenkarbonat (342), Fluorid (0,39), Metakieselsäure (20)
Anwendungsgebiete:	Zur Besserung der Magnesiumversorgung. Zur Besserung der Kalziumversorgung und bei Kalziummangelzuständen. Zur unterstützenden Behandlung bei Osteoporose. Zur Anregung der Gallensekretion und der Darmaktivität. Zur unterstützenden Behandlung bei Harnwegsinfekten.
Erhältlich:	Internetshop, Süddeutschland: Getränkehandel, Lebensmittelhandel
Kontakt:	Ensinger Mineral-Heilquellen GmbH Horrheimer Straße 28–36 71665 Vaihingen/Ensingen Tel.: 07042/2809-0 E-Mail: info@ensinger.de
	www.schillerquelle.de

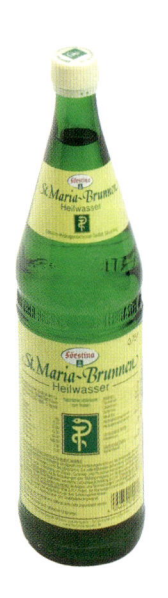

FÖRSTINA ST. MARIA-BRUNNEN HEILWASSER

Wichtigste Inhaltsstoffe (mg/l):	Kalzium (526), Kohlendioxid (3.660), Magnesium (60), Fluorid (1,5), Hydrogenkarbonat (981), Sulfat (728)
Anwendungsgebiete:	Zur Besserung der Kalziumversorgung. Zur unterstützenden Behandlung der Osteoporose. Zur Vorbeugung von Karies. Zur allgemeinen Anregung der Verdauungsfunktionen.
Erhältlich:	Bitte aktuelle Bezugsquellen direkt beim Brunnen erfragen.
Kontakt:	Förstina-Sprudel, Mineral- und Heilquelle Rhönstraße 42–52 36124 Eichenzell-Lütter Tel.: 06656/57-0 E-Mail: info@foerstina.com
	www.foerstina-sprudel.de

HAANER FELSENQUELLE

Wichtigste Inhaltsstoffe (mg/l):	Kohlendioxid (2.556), Kalzium (77), Magnesium (18), Fluorid (0,11), Hydrogenkarbonat (178), Sulfat (102), Metakieselsäure (17)
Anwendungsgebiete:	Traditionell angewendet zur Unterstützung der Funktion von Magen und Darm sowie zur Unterstützung der Harnausscheidung.
Erhältlich:	Bitte aktuelle Bezugsquellen direkt beim Brunnen erfragen.
Kontakt:	Haaner Felsenquelle, Staatl. anerk. Heilquelle GmbH Flurstraße 140 42781 Haan Tel.: 02129/9494-0 E-Mail: info@haanerfelsenquelle.de
	www.haanerfelsenquelle.de

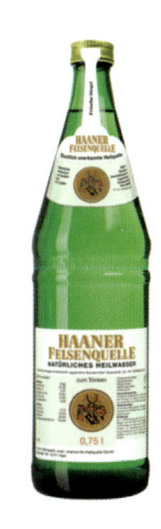

HEPPINGER EXTRA

Wichtigste Inhaltsstoffe (mg/l):	Magnesium (199), Hydrogenkarbonat (2.495), Kohlendioxid (2.760), Kalzium (150), Fluorid (0,52), Sulfat (80)
Anwendungsgebiete:	Zur Vorbeugung und zum Ausgleich von Magnesiummangel. Bei erhöhtem Magnesiumbedarf im Wachstumsalter, in der Schwangerschaft und Stillzeit, beim Sport. Zur Anregung der Verdauungsfunktionen. Zur unterstützenden Behandlung bei chronischen Harnwegsentzündungen, mit Ausnahme von Infektionen mit *E. coli*. Zur Vorbeugung von Harnsäure-, Zystin- und Kalzium-Oxalat-Harnsteinen.
Erhältlich:	Bitte aktuelle Bezugsquellen direkt beim Brunnen erfragen.
Kontakt:	Apollinaris (CCE AG) Landskroner Straße 175 53474 Bad Neuenahr-Ahrweiler Tel.: 030/20911191 (Verbraucherhotline) E-Mail: Bitte über das Kontaktformular auf www.coca-cola-deutschland.de gehen.
	www.apollinaris.de

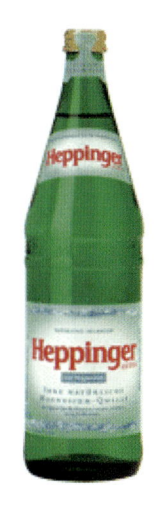

Praktische Tipps zu Kauf und Anwendung

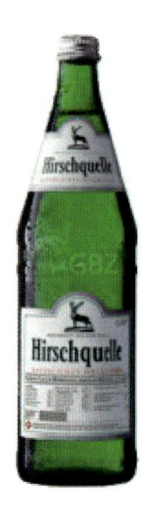

HIRSCHQUELLE

Wichtigste Inhaltsstoffe (mg/l):	Hydrogenkarbonat (1.343), Kohlendioxid (2.750), Kalzium (206), Magnesium (35), Fluorid (0,93), Sulfat (85), Metakieselsäure (89)
Anwendungsgebiete:	Zur Anregung der Verdauung. Zur Förderung der Funktion von Magen und Darm.
Erhältlich:	Hauptsächlich Baden-Württemberg, zusätzlich Bayern, Hessen, Rheinland-Pfalz
Kontakt:	Mineralbrunnen Teinach GmbH Badstraße 41 75385 Bad Teinach-Zavelstein Tel.: 07053/9262-0 E-Mail: info@mineralbrunnen-ag.de
	www.mineralbrunnen-ag.de

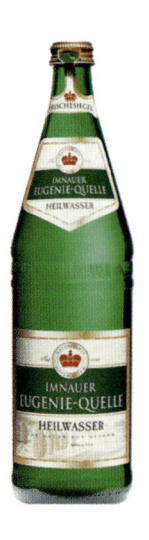

IMNAUER EUGENIE-QUELLE HEILWASSER

Wichtigste Inhaltsstoffe (mg/l):	Kalzium (343), Kohlendioxid (2.520), Magnesium (62), Fluorid (0,54), Hydrogenkarbonat (958), Sulfat (307)
Anwendungsgebiete:	Zur Besserung der Kalziumversorgung. Zur unterstützenden Behandlung der Osteoporose. Zur allgemeinen Anregung der Verdauungsfunktionen. Zur unterstützenden Behandlung von Harnwegsinfekten.
Erhältlich:	Baden-Württemberg, Bayern
Kontakt:	Imnauer Mineralquellen GmbH Badstraße 30 72401 Haigerloch-Bad Imnau Tel.: 07474/9527-0 E-Mail: info@imnauer.de
	www.imnauer.de

KARL-EUGEN-QUELLE

Wichtigste Inhaltsstoffe (mg/l):	Kalzium (566), Sulfat (1.503), Kohlendioxid (2.590), Magnesium (91), Fluorid (0,26), Hydrogenkarbonat (332)
Anwendungsgebiete:	Zur Anregung der Gallen- und Pankreassekretion. Zur unterstützenden Behandlung bei Harnwegsinfektionen.
Erhältlich:	Bitte aktuelle Bezugsquellen direkt beim Brunnen erfragen.
Kontakt:	FMB Fontanis Mineralbrunnen GmbH Gerhard-Rummler-Straße 1 74343 Sachsenheim Tel.: 07147/6010-0 E-Mail: info@fontanis.de
	www.fontanis.de

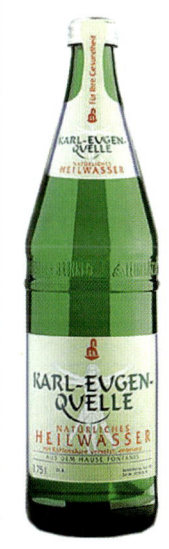

KUR SELTERS

Wichtigste Inhaltsstoffe (mg/l):	Kohlendioxid (3.040), Kalzium (97), Magnesium (33), Fluorid (0,64), Hydrogenkarbonat (950), Sulfat (29), Metakieselsäure (17)
Anwendungsgebiete:	Zur Durchspülbehandlung bei Neigung zur Bildung von Harnsäuresteinen in den Harnwegen.
Erhältlich:	Bitte aktuelle Bezugsquellen direkt beim Brunnen erfragen.
Kontakt:	OberSelters Mineralbrunnen Vertriebs GmbH Brunnenstraße 1 65520 Bad Camberg-Oberselters Tel.: 06483/9141-0 E-Mail: info@oberselters.de
	www.oberselters.de

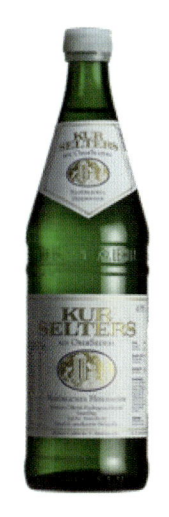

Praktische Tipps zu Kauf und Anwendung

MAINHARDTER RÖMERQUELLE

Wichtigste Inhaltsstoffe (mg/l):	Kalzium (571), Sulfat (1.452), Kohlendioxid (2.540), Magnesium (46), Fluorid (0,23), Hydrogenkarbonat (186), Metakieselsäure (18)
Anwendungsgebiete:	Zur Kalziumzufuhr bei Kalziummangel und erhöhtem Kalziumbedarf sowie zur Behandlung der Osteoporose. Zur Anregung des Gallen- und Bauchspeichelflusses und der Verdauungsfunktionen. Unterstützend bei Harnwegsinfekten.
Erhältlich:	Wird zwischenzeitlich nicht mehr abgefüllt.
Kontakt:	AQUA RÖMER GmbH & Co. KG Boller Straße 132 73035 Göppingen Tel.: 07161/4038-0 E-Mail: info@aquaroemer.de
	www.aquaroemer.de

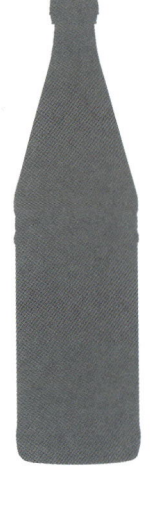

NATURELLA WALDQUELLE

Wichtigste Inhaltsstoffe (mg/l):	Kalzium (360), Kohlendioxid (2.697), Magnesium (57), Fluorid (0,08), Hydrogenkarbonat (259), Sulfat (871)
Anwendungsgebiete:	Zur Besserung der Kalziumversorgung. Zur unterstützenden Behandlung der Osteoporose.
Erhältlich:	Bitte aktuelle Bezugsquellen direkt beim Brunnen erfragen.
Kontakt:	riha WeserGold Getränke GmbH & Co. KG Behrenstraße 44–64 31737 Rinteln Tel.: 05751/404-0 E-Mail: info@riha-wesergold.de
	www.wesergold.de

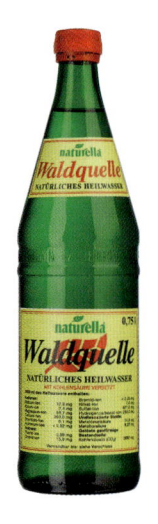

Kurzprofile der Heilwassermarken

NATURQUELL HEILFÜLLUNG

Wichtigste Inhaltsstoffe (mg/l):	Kalzium (532), Hydrogenkarbonat (1.245), Kohlendioxid (2.870), Magnesium (76), Fluorid (0,3), Sulfat (630), Metakieselsäure (19)
Anwendungsgebiete:	Zur allgemeinen Anregung der Verdauungsfunktionen. Zur Förderung der Harnausscheidung bei Harnwegserkrankungen. Zur unterstützenden Behandlung chronischer Harnwegsinfekte.
Erhältlich:	Bitte aktuelle Bezugsquellen direkt beim Brunnen erfragen
Kontakt:	Obernauer Löwen-Sprudel Staatl. anerkannte Heilquelle GmbH & Co. KG Bieringer Straße 30 72108 Rottenburg/Obernau Tel.: 07472/9688-0 E-Mail: loewensprudel@t-online.de
	www.loewen-sprudel.de

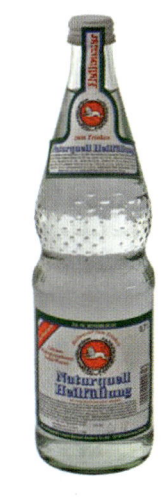

ODENWÄLDER HEILQUELLE

Wichtigste Inhaltsstoffe (mg/l):	Kohlensäure (2.540), Kalzium (8), Magnesium (1), Fluorid (0,02), Hydrogenkarbonat (20), Sulfat (5)
Anwendungsgebiete:	Förderung der Harnausscheidung zur Durchspülbehandlung bei Harnwegserkrankungen und bei Neigung zur Bildung von Harnsteinen.
Erhältlich:	ca. 60 Kilometer rund um Heppenheim/Bergstraße
Kontakt:	Odenwald-Quelle GmbH & Co. KG Ludwigstraße 100 64646 Heppenheim Tel.: 06252/123-0 E-Mail: info@odenwaldquelle.de
	www.odenwald-quelle.de

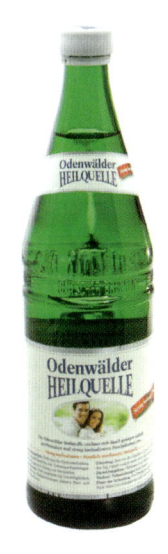

Praktische Tipps zu Kauf und Anwendung

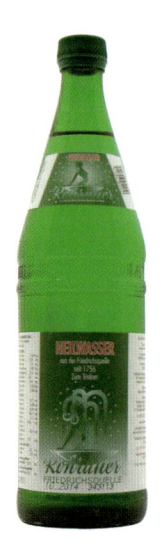

ROHRAUER FRIEDRICHSQUELLE

Wichtigste Inhaltsstoffe (mg/l):	Kalzium (585), Sulfat (1.420), Kohlendioxid (2.960), Magnesium (78), Fluorid (0,25), Hydrogenkarbonat (359)
Anwendungsgebiete:	Zur unterstützenden Behandlung von Harnwegsinfekten.
Erhältlich:	Bitte aktuelle Bezugsquellen direkt beim Brunnen erfragen.
Kontakt:	Rohrauer Mineralbrunnen GmbH Gärtringer Straße 50 71116 Rohrau Tel.: 07034/21092 E-Mail: rohrauer@t-online.de
	www.rohrauer.de

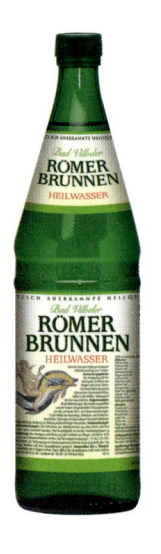

RÖMERBRUNNEN

Wichtigste Inhaltsstoffe (mg/l):	Kalzium (547), Magnesium (120), Hydrogenkarbonat (2.920), Kohlendioxid (2.370), Fluorid (0,37), Sulfat (40), Metakieselsäure (18)
Anwendungsgebiete:	Besserung der Kalziumversorgung sowie bei Kalziummangelzuständen. Unterstützende Behandlung der Osteoporose. Anregung der Gallen- und Bauchspeicheldrüsenfunktion. Anregung der Darmtätigkeit. Unterstützende Behandlung von Harnwegsinfekten.
Erhältlich:	Hessen, zum Teil angrenzende Bundesländer
Kontakt:	Hassia Mineralquellen GmbH & Co. KG Gießener Straße 18–30 61118 Bad Vilbel Tel.: 06101/403-0 E-Mail: info@hassia.com
	www.hassia.com

Kurzprofile der Heilwassermarken

SANKT LIBORI

Wichtigste Inhaltsstoffe (mg/l):	Fluorid (1,21), Kohlendioxid (2.420), Kalzium (66), Magnesium (12), Hydrogenkarbonat (533), Sulfat (109), Metakieselsäure (28)
Anwendungsgebiete:	Zur Vorbeugung von Karies.
Erhältlich:	Bitte aktuelle Bezugsquellen direkt beim Brunnen erfragen.
Kontakt:	Ardey Quelle GmbH & Co. KG Flautweg 4 44329 Dortmund-Derne Tel.: 0231/98990-0 E-Mail: kontakt@ardeyquelle.de
	www.ardeyquelle.de

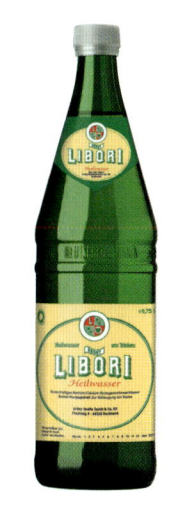

SCHLOSSGARTEN QUELLE

Wichtigste Inhaltsstoffe (mg/l):	Kalzium (533), Kohlendioxid (2.660), Magnesium (85), Fluorid (0,33), Hydrogenkarbonat (1.216), Sulfat (687), Metakieselsäure (16)
Anwendungsgebiete:	Traditionell angewendet zur Unterstützung der Funktion von Magen und Darm und zur Unterstützung der Harnausscheidung.
Erhältlich:	Bitte aktuelle Bezugsquellen direkt beim Brunnen erfragen.
Kontakt:	Obernauer Löwen-Sprudel Staatl. anerkannte Heilquelle GmbH & Co. KG Bieringer Straße 30 72108 Rottenburg/Obernau Tel.: 07472/9688-0 E-Mail: loewensprudel@t-online.de
	www.loewen-sprudel.de

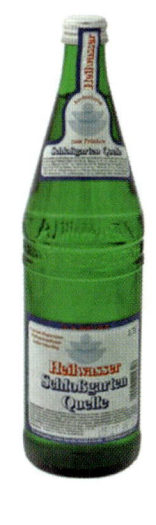

Praktische Tipps zu Kauf und Anwendung

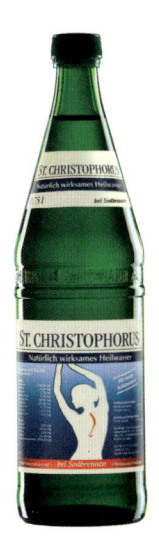

ST. CHRISTOPHORUS

Wichtigste Inhaltsstoffe (mg/l):	Kalzium (301), Hydrogenkarbonat (1.990), Kohlendioxid (2.390), Magnesium (58), Fluorid (0,54), Sulfat (65)
Anwendungsgebiete:	Traditionell angewendet zur Unterstützung der Funktion von Magen und Darm und als mild wirkendes Arzneimittel zur Besserung des Befindens bei Sodbrennen.
Erhältlich:	Händler unter www.natuerlich-wirksames-heilwasser.de einsehbar.
Kontakt:	AQUA RÖMER GmbH & Co. KG Bollerstraße 132 73035 Göppingen Tel.: 07161/4038-0 E-Mail: info@natuerlich-wirksames-heilwasser.de www.natuerlich-wirksames-heilwasser.de

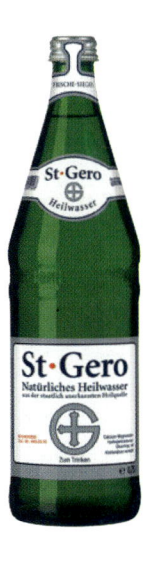

ST. GERO

Wichtigste Inhaltsstoffe (mg/l):	Kalzium (331), Magnesium (109), Hydrogenkarbonat (1.775), Kohlendioxid (3.500), Fluorid (0,15), Sulfat (35), Metakieselsäure (37)
Anwendungsgebiete:	Zur Anregung der Verdauungsfunktion. Zur Unterstützung der Magen-/Darmfunktion. Zur unterstützenden Behandlung chronischer Harnwegsentzündungen mit Ausnahme von Erkrankungen mit *E. coli*. Zur Vorbeugung von Harnsäuresteinen. Zur unterstützenden Behandlung bei Osteoporose. Zur Besserung der Kalzium- und Magnesiumversorgung.
Erhältlich:	Deutschlandweit in gut sortierten Getränkefachmärkten und im Lebensmittelhandel.
Kontakt:	Gerolsteiner Brunnen GmbH & Co. KG Vulkanring 54567 Gerolstein Tel.: 06591/949949 E-Mail: verbraucherservice@gerolsteiner.com www.gerolsteiner.de

Kurzprofile der Heilwassermarken

ST. MARGARETEN HEILWASSER

Wichtigste Inhaltsstoffe (mg/l):	Kalzium (607), Sulfat (1.350), Kohlendioxid (2.540), Magnesium (49), Fluorid (0,3), Hydrogenkarbonat (259), Metakieselsäure (34)
Anwendungsgebiete:	Zur Kalziumzufuhr bei Kalziummangel und erhöhtem Kalziumbedarf. Unterstützend auch bei Osteoporose. Zur unterstützenden Behandlung von Harnwegsinfekten.
Erhältlich:	NRW, südliches Niedersachsen, Hannover, nördliches Rheinland-Pfalz, Berlin, Hamburg, Bremen
Kontakt:	Brohler Mineral- u. Heilbrunnen GmbH Koblenzer Straße 71–73 56656 Brohl-Lützing Tel.: 02633/293-0 E-Mail: info@steinsieker.de
	www.steinsieker.de

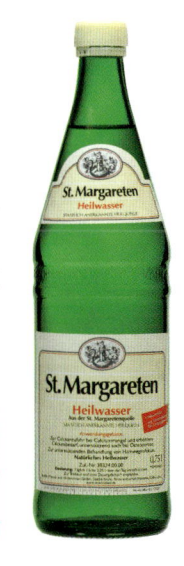

STAATL. BAD BRÜCKENAUER HEILWASSER

Wichtigste Inhaltsstoffe (mg/l):	Kohlendioxid (2.243), Kalzium (17), Magnesium (7), Fluorid (0,08), Hydrogenkarbonat (76), Sulfat (11), Metakieselsäure (16)
Anwendungsgebiete:	Erkrankungen der ableitenden Harnwege. Förderung der Harnausscheidung bei Harnwegserkrankungen. Zur Vorbeugung und Behandlung von Harnsteinen.
Erhältlich:	Bitte aktuelle Bezugsquellen direkt beim Brunnen erfragen.
Kontakt:	Staatl. Mineralbrunnen AG Amand-von-Buseck-Straße 2 97769 Bad Brückenau Tel.: 09741/803-0 E-Mail: info@badbrueckenauer.de
	www.badbrueckenauer.de

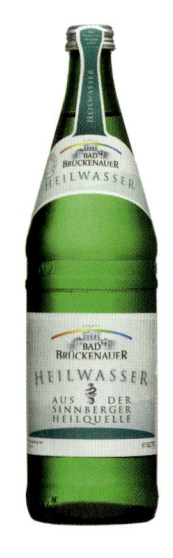

Praktische Tipps zu Kauf und Anwendung

STAATL. FACHINGEN STILL

Wichtigste Inhaltsstoffe (mg/l):	Hydrogenkarbonat (1.846), Kohlendioxid (1.510), Kalzium (99), Magnesium (59), Fluorid (0,3), Sulfat (39), Metakieselsäure (31)
Anwendungsgebiete:	Staatl. Fachingen regt die Funktion von Magen und Darm an, fördert die Verdauung und hilft bei Sodbrennen. Es fördert die Harnausscheidung bei Harnwegserkrankungen, beugt Harnsäure- und Kalziumoxalatsteinen vor und unterstützt die Behandlung chronischer Harnwegsinfektionen.
Erhältlich:	Getränkefachgroßhandel, Getränkemärkte, Getränkeabteilungen im Lebensmittelhandel in Deutschland
Kontakt:	Fachingen Heil- und Mineralbrunnen GmbH Brunnenstraße 11 65626 Birlenbach OT Fachingen Tel.: 06432/9834-0 E-Mail: info@fachingen.de
	www.fachingen.de

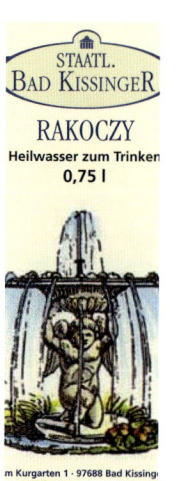

STAATLICH BAD KISSINGER RAKOCZY

Wichtigste Inhaltsstoffe (mg/l):	Kalzium (503), Magnesium (192), Kohlendioxid (1.545), Fluorid (0,24), Hydrogenkarbonat (1.263), Sulfat (882)
Anwendungsgebiete:	Traditionell angewendet zur Unterstützung der Funktion von Magen und Darm.
Erhältlich:	Nur in Bad Kissingen
Kontakt:	Bayer. Staatsbad Bad Kissingen GmbH Am Kurgarten 1 97688 Bad Kissingen Tel.: 0971/8048-0 E-Mail: tourismus@badkissingen.de
	www.badkissingen.de

VULKANIA HEILWASSER

Wichtigste Inhaltsstoffe (mg/l):	Magnesium (246), Hydrogenkarbonat (2.359), Kohlendioxid (2.180), Kalzium (166), Fluorid (0,25), Sulfat (12), Metakieselsäure (133)
Anwendungsgebiete:	Zur Anregung der Verdauungsfunktion. Zur Vorbeugung von Harnsäure-, Zystin- und Kalzium-Oxalat-Steinen. Zur unterstützenden Behandlung bei chronischen Harnwegsentzündungen mit Ausnahme von Infektionen mit *E. coli*. Bei Magnesiummangel. Zur Förderung der Funktion des Magens. Zur Förderung der Harnausscheidung bei Harnwegserkrankungen.
Erhältlich:	Bitte aktuelle Bezugsquellen direkt beim Brunnen erfragen.
Kontakt:	Nürburg Quelle Hermann Kreuter GmbH Mineral- und Heilbrunnen Hillesheimer Straße 29 54552 Dreis-Brück Tel.: 06595/101-0 E-Mail: info@nuerburg-quelle.de
	www.nuerburg-quelle.de

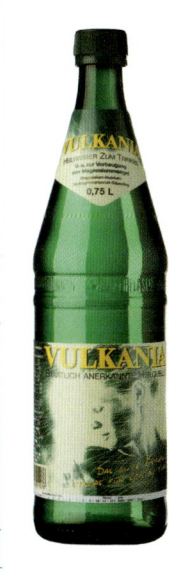

WERNARZER WASSER

Wichtigste Inhaltsstoffe (mg/l):	Kohlendioxid (2.055), Kalzium (30), Magnesium (13), Fluorid (0,19), Hydrogenkarbonat (132), Sulfat (23)
Anwendungsgebiete:	Erkrankungen der Niere und Blase. Zur Förderung der Harnausscheidung bei Harnwegserkrankungen. Zur Vorbeugung und Behandlung von Harnsteinen.
Erhältlich:	Bitte aktuelle Bezugsquellen direkt beim Brunnen erfragen.
Kontakt:	Staatl. Mineralbrunnen AG Amand-von-Buseck-Straße 2 97769 Bad Brückenau Tel.: 09741/803-0 E-Mail: info@badbrueckenauer.de
	www.badbrueckenauer.de

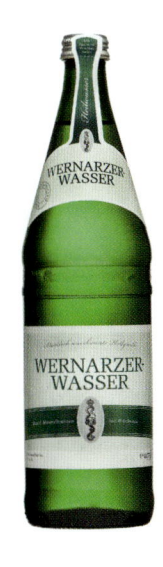

SPEZIAL

Kontrollen garantieren höchste Qualität

Heilwässer müssen nicht nur die strengen Voraussetzungen für die Zulassung erfüllen, sondern sie werden zudem laufend kontrolliert, um eine gleichbleibende Qualität vor, während und nach der Abfüllung zu gewährleisten und den hohen Ansprüchen an ein Arzneimittel gerecht zu werden.

Inhaltsstoffe regelmäßig analysiert

Jeder Brunnenbetrieb, der ein Heilwasser abfüllt, muss nach den rechtlichen Vorgaben in regelmäßigen Abständen eine komplette Analyse der enthaltenen Mineralstoffe und Spurenelemente erstellen. Darüber hinaus gewährleisten engmaschige Kontrollanalysen sowie weitere tägliche Untersuchungen die hohe Qualität jedes Heilwassers. Für alle Heilbrunnenbetriebe gilt die Arzneimittel- und Wirkstoffherstellungsverordnung, die verlangt, dass der Betrieb ein funktionierendes Qualitätsmanagementsystem nach höchstem Standard, der international vorgeschriebenen „Guten Herstellungspraxis für Arzneimittel", betreiben muss.

Abfüllung wird sachkundig überprüft

Die hohen Anforderungen umzusetzen, erfordert einen erheblichen Aufwand sowie fachliche Kompetenz. Eine für die Arzneimittelprüfung besonders qualifizierte „sachkundige Person" – in der Regel ein Arzt oder Apotheker – muss überwachen, dass das Heilwasser den Vorschriften entsprechend abgefüllt, geprüft, gekennzeichnet und gelagert wird. Von der Quelle bis zur Freigabe des abgefüllten Heilwassers erfolgt jeder Schritt nach detaillierten schriftlichen Anweisungen und wird genau dokumentiert.

Bei der Abfüllung wird das Heilwasser kontinuierlich mikrobiologisch, chemisch und physikalisch, aber auch sensorisch geprüft. Der Gehalt an Inhaltsstoffen und die Reinheit des Heilwassers unterliegen so lückenlosen Kontrollen, die garantieren, dass das Heilwasser in der Flasche ebenso frisch und wirksam ist wie an der Quelle.

Das Wichtigste auf einen Blick

Kann jeder täglich Heilwasser trinken?
Heilwässer können von jedem Menschen getrunken werden, sofern keine anderslautenden Gegenanzeigen auf dem Etikett vermerkt sind. In der Regel kann man Heilwässer täglich auch in größeren Mengen trinken.

Was steht auf dem Etikett?
Auf dem Etikett jeder Heilwasserflasche sind alle wichtigen Informationen zur Zusammensetzung, zu den Anwendungsgebieten sowie zu Trinkempfehlungen und Gegenanzeigen zu finden.

Wo erhält man Heilwässer?
Heilwässer bekommt man in gut sortierten Lebensmittel- und Getränkemärkten. Weitere Informationen bieten die Website www.heilwasser.com sowie die einzelnen Brunnenbetriebe.

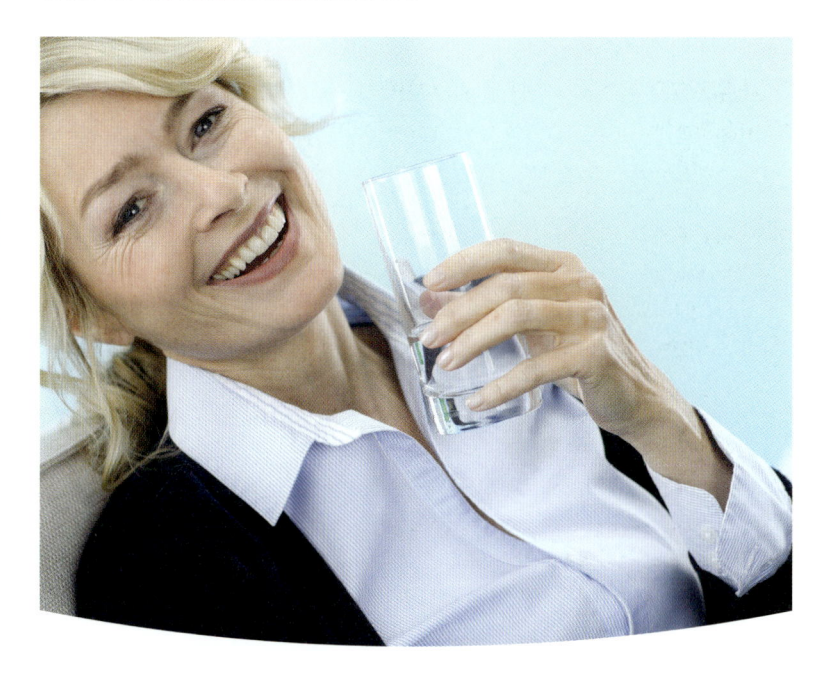

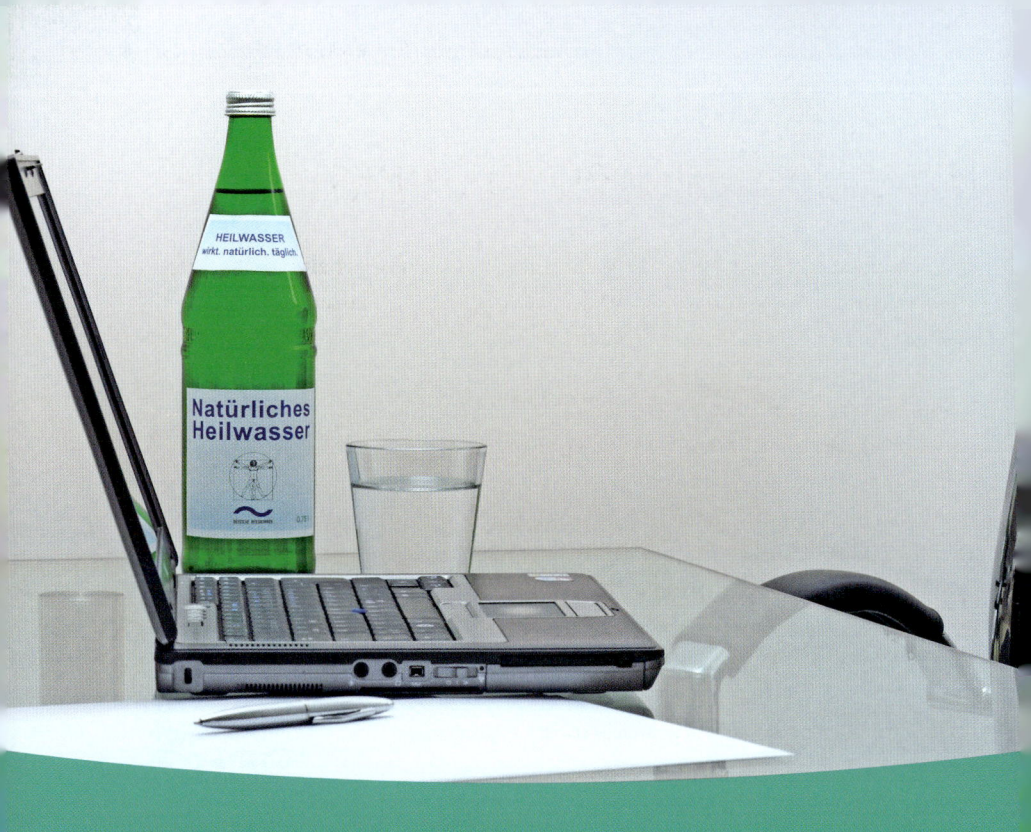

Serviceteil

Wenn Sie sich weiter informieren möchten, Ansprechpartner suchen oder sich für Studien über Heilwässer und ihre Wirkstoffe interessieren, werden Sie hier fündig.

Hilfreiche Adressen und Links

Eine umfangreiche **Sammlung von Studien und Forschungsarbeiten** zu Wirkungen von Mineralstoffen ist auf der Website www.heilwasser.com im Bereich „Aus Forschung & Wissenschaft" zu finden.

Deutsche Heilbrunnen
im Verband Deutscher Mineralbrunnen e. V.
Kennedyallee 28
53175 Bonn
Tel.: 0228/959900
Fax: 0228/373453
E-Mail: info@heilwasser.com
Internet: www.heilwasser.com

Informationszentrale Deutsches Mineralwasser (IDM)
c/o Kohl PR & Partner GmbH
Schiffbauerdamm 40
10117 Berlin
Tel.: 030/22 66 79-29
E-Mail: IDM@mineralwasser.com
Internet: www.mineralwasser.com

IBF Balneologie/Forschungsgruppe Mineral- und Heilwasser am Universitätsklinikum Freiburg
Dr. med. Johannes Naumann
Herbert-Hellmann-Allee 12
79189 Bad Krozingen
Tel.: 07633/4008-501
E-Mail: johannes.naumann@uniklinik-freiburg.de
Internet: www.uniklinik-freiburg.de

Deutscher Heilbäderverband e. V.
Reinhardtstr. 46
10117 Berlin
Tel.: 030/24 63 69 20
E-Mail: info@dhv-berlin.de
Internet: www.deutscher-heilbaederverband.de

Allgemeine Informationen über Ernährung

Bundesministerium für Ernährung, Landwirtschaft und Verbraucherschutz (BMELV)
Wilhelmstr. 54
10117 Berlin
Tel.: 030/18 52 9-0
E-Mail: info@verbraucherlotse.de
Internet: www.bmelv.de

Deutsche Gesellschaft für Ernährung e. V.
Godesberger Allee 18
53175 Bonn
Tel.: 0228/37 76-600
Internet: www.dge.de

aid infodienst
Ernährung, Landwirtschaft, Verbraucherschutz e. V.
Heilsbachstr. 16
53123 Bonn
Tel.: 0228/84 99-0
E-Mail: aid@aid.de
Internet: www.aid.de, www.was-wir-essen.de

Informationen zu bestimmten gesundheitlichen Beschwerden

Diabetes mellitus
Deutsche Diabetes-Stiftung, München
    www.diabetesstiftung.de
    www.diabetesstiftung.org

Diabetes Deutschland
www.diabetes-deutschland.de

diabetesDE – Deutsche Diabetes-Hilfe, Berlin
www.diabetesde.org

Deutscher Diabetiker Bund e. V., Kassel
www.diabetikerbund.de
www.diabetesgate.de

Fettstoffwechsel
Deutsche Gesellschaft zur Bekämpfung von Fettstoffwechselstörungen und ihren Folgeerkrankungen DGFF (Lipid-Liga) e. V., München
www.lipid-liga.de

Herz-Kreislauf
Deutsche Herzstiftung e. V., Frankfurt/Main
www.herzstiftung.de

Deutsche Hochdruckliga e. V. (DHL), Heidelberg
Deutsche Gesellschaft für Hypertonie und Prävention
www.hochdruckliga.de

Deutsche Gefäßliga e. V., Brühl
www.deutsche-gefaessliga.de

Kardiologen im Netz
www.kardiologen-im-netz.de

Magen und Darm
Deutsche Gastro-Liga e. V., Gießen
Deutsche Gesellschaft zur Bekämpfung der Krankheiten von Magen, Darm und Leber sowie von Störungen des Stoffwechsels und der Ernährung
www.gastro-liga.de

Deutsche Reizdarmselbsthilfe e. V., Frankfurt/Main
www.ibs-liga.de

Serviceteil

Das Gastroenterologie-Portal
www.dasgastroenterologieportal.de

Migräne
Migräne Liga e. V. Deutschland, Heidelberg
www.migraeneliga-deutschland.de

Deutsche Migräne- und Kopfschmerzgesellschaft e. V., München
www.dmkg.de

Nieren und Harnwege
Urologenportal.de
www.dgu.de

Osteoporose
Bundesselbsthilfeverband für Osteoporose e. V., Düsseldorf
www.osteoporose-deutschland.de

Kuratorium Knochengesundheit e. V., Sinsheim
www.osteoporose.org

Netzwerk-Osteoporose e. V., Paderborn
www.netzwerk-osteoporose.de

Deutsche Rheuma-Liga Bundesverband e. V., Bonn (Merkblatt Osteoporose)
www.rheuma-liga.de

Übergewicht/Adipositas
Adipositas Stiftung Deutschland gGmbH, Neu-Isenburg
www.adipositas-stiftung.com

Deutsche Adipositas-Gesellschaft (DAG), Martinsried
www.adipositas-gesellschaft.de

Sachregister

Abfüllung 14 f., **19**, **93**
Adipositas → Übergewicht
Alzheimer-Demenz **40**, 43
Antazida (säurebindende Medikamente) **62**

Basenbildner **70 f.**
Bauchspeicheldrüse 36 f., 43, 57, **60 f.**, **82 f.**
Bioverfügbarkeit 30, 40, **41**, 54
Blasenentzündung → Harnwegsinfekte
Blutdruck 24 f., **32 f.**, 77, 80

Calcium → Kalzium
Cholesterin **75 ff.**

Depression 30 f., **53**
Diabetes mellitus 30 ff., 36, 54, 60, 64, **70 ff.**, 79 f., 84 f.
Diuretika (ausschwemmende Medikamente) 33
Durchfall 32 f.
Dyspepsie 62

E.-*coli*-Bakterien **64 f.**, 83
Eisen 27

Fettstoffwechsel **75 ff.**, 85
Flüssigkeitsverlust **25 f.**, 32 f., 42
Fluorid **33 ff.**, **55 f.**

Gallenblase 59 ff., 76, **82 f.**
Gallensteine **59 f.**, 83
Gicht 43, 64, **74 f.**, 84

Harnsäuresteine **67**
Harnsteine 31, 36 f., 42 f., 47, 64, **66 ff.**, **83 f.**
Harnwegsinfekte 36, 38 f., 42 f., **63 ff.**, 83
Herz-Kreislauf-Probleme 31, 42, **53 f.**, **77 f.**
Hydrogenkarbonat **35 ff.**, 60, **62 f.**, 65 ff., 78 ff.

Infektsteine 67

Kalzium **26 ff.**, 41 ff., **47 ff.**
Kalzium-Oxalat-Harnsteine 67
Kalzium-Phosphat-Harnsteine 67
Karies **33 ff.**, 42, **55 f.**, 82,
Kieselsäure 27, **39 ff.**, 43, 49
Knochen **27 f.**, **39 ff.**, 43, **47 ff.**, 50
Kohlensäure 17 ff., **37 ff.**, 58, 64, 67, 82 ff.
Kopfschmerzen 30 ff., 42, **53**, 82

Leber 36 f., 43, 57 f., **60 f.**, 82 f.

Magensäure 35 f., **62**
Magnesium **28 ff.**, 41, **52 ff.**
Migräne 30 f., **53**
Mineralstoffmangel, **47 ff.**, 82
Mineralwasser, **20**, 95,
Muskelkrämpfe 30 f., **53**

Natrium **31 ff.**, 80 f.
Nieren 63 ff., 68 ff., 91

Osteoporose 28 f., 40, **47 ff.**, 70

Präeklampsie 79 f.
pH-Wert **35 f.**, 66 f., **68 ff.**

Qualität 14 f., **19**, **93**, **120**
Quellwasser 20

Reizmagen 36, 43

Säuerling **39**, 99
Säure-Basen-Haushalt 35, **68 ff.**
Säurebildner 69 ff.
Schwangerschaft 31, 59, 62, 64, **79 f.**
Schwitzen 24 f., 32 f., **80 f.**
Sodbrennen 36, **62 f.**, 79,
Sport 25, 31 ff., 53, 70, **80 f.**
Stillen 31, **79 f.**
Sulfat **36 f.**, 57 ff.

Tafelwasser 20
Trinkkur 10 ff., 58, **87**, 91
Trinkwasser **20**, 56

Übergewicht 54, 59, 66, 72, 75 f.
Übersäuerung 49, **68 ff.**

Veganer 50
Verdauung 36 f., **56 ff.**
Verstopfung 37 f., **56 ff.**

Wassermangel 25

Zähne 27 f., 33 ff., 47, **55 f.**
Zulassung 19, 92, **93**, 94
Zystinsteine 67

Serviceteil

Über die Autorin:
Corinna Dürr ist Diplom-Ökotrophologin und hat an der Universität Gießen studiert. Als freiberufliche Texterin schreibt sie für viele Unternehmen und Organisationen im Bereich Lebensmittel und Ernährung. Seit 2009 befasst sie sich mit dem Thema Heilwasser und betreut das Informationsbüro Heilwasser der Deutschen Heilbrunnen.

Bildnachweis

Wir bedanken uns bei allen Bildlieferanten, die uns durch die Bereitstellung von Abbildungen freundlicherweise unterstützt haben.

Adelheidquelle 102; Adelholzener Primus Heilquelle 103 o. r.; Bad Driburger Caspar-Heinrich-Quelle 103 u. r.; Bad Dürrheimer Bertolds Quelle 104 o. l.; Bad Griesbacher Natürliches Heilwasser 104 u. l.; Bad Liebenzeller Paracelsus-Quelle II 105 o. r.; Bad Mergentheimer Karlsquelle 105 u. r.; Bad Niedernauer Römerquelle 106 o. l.; Bad Windsheimer St. Anna Heilwasser 106 u. l.; Bayer. Staatsbad Bad Kissingen GmbH/Feuerpfeil Verlags GmbH: 16; Biskirchener Karlssprudel 107 o. r.; Deutsche Heilbrunnen im Verband Deutscher Mineralbrunnen e. V.: 6/7, 8, 18, 22/23, 24, 27, 29, 37, 44/45, 46, 47, 49, 52, 57, 59, 61, 67, 69, 74, 77, 81, 86, 88/89, 90, 92, 94, 96, 98, 100, 101, 122/123;djd/deutsche journalisten dienste: djd/G. Pohl Boskamp GmbH 20, 41, 50, 87, 93, 102; djd/Woerwag 40; djd/Cesra Arzneimittel 64; djd/Verlag Peter Jentschura 65; Dr. med. Johannes Naumann: 5; Dunaris 107 u. r.; Ensinger Schiller Quelle 108 o. l.; fotolia.com: Monkey Business 53, 80; Dash 72; Toschna 75; pigmentum 95; Johnny 97; Förstina St. Maria-Brunnen Heilwasser 108 u. l.; Genossenschaft Deutscher Brunnen e.G.: 15 o. r.; Getty Images: Image Source/Image Source/Getty Images 10; Lumina Imaging/Digital Vision/Getty Images 39; altrendo images/Stockbyte/Getty Images 60; Daniel Gril/Getty Images 78; Haaner Felsenquelle 109 o. r.; Mit freundlicher Genehmigung von Hassia Mineralquellen: 15 u. r.: Heppinger Extra 109 u. r.; Hirschquelle 110 o. l.; Informationszentrale Deutsches Mineralwasser (IDM), www.mineralwasser.com 19; Imnauer Eugenie-Quelle Heilwasser 110 u. l.; iStockphoto.com: proxyminder 32; Karl-Eugen-Quelle 111 o. r.; Klosterfrau Gesundheitsdienst: 31, 34, 62; Kur Selters 111 u. r.; Lizenz cc-by-sa: Ustill 99; mauritius images: 55, 71; Naturella Waldquelle 112 u. l.; Naturquelle Heilfüllung 113 o. r.; Mit freundlicher Genehmigung Niedersächsisches Staatsbad Pyrmont Betriebsgesellschaft mbH: 12; Odenwälder Heilquelle 113 u. r.; Römerbrunnen 114 o. l.; Rohrauer Friedrichsquelle 114 u. l.; Sankt Libori 115 o. r.; Schlossgarten Quelle 115 u. r.; St. Christophorus 116 o. l.; St. Gero 116 u. l.; St. Margareten Heilwasser 117 o. r.; Staatl. Bad Brückenauer Heilwasser 117 u. r.; Staatl. Kurverwaltung Bad Brückenau, www.badbrueckenau.com: 11; Staatl. Fachingen Still 118 o. l.; Staatlich Bad Kissinger Rakoczy 118 u. l.; Vulkania Heilwasser 119 o. r.; Wernarzer Wasser 119 u. r.